“十二五”职业教育国家规划立项教材

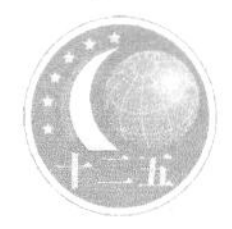

国家卫生和计划生育委员会“十二五”规划教材
全国中等卫生职业教育教材

供营养与保健专业用

公共营养

主　编　林　杰

副主编　蒋连芬

编　委（以姓氏笔画为序）

丁立央（昆明卫生职业学院）
王晓宇（黑龙江省疾病预防控制中心）
陈　方（山东省青岛卫生学校）
林　杰（黑龙江护理高等专科学校）
董陶静（四川省成都铁路卫生学校）
蒋连芬（四川省成都铁路卫生学校）

秘　书　刘春燕（黑龙江护理高等专科学校）

人民卫生出版社

图书在版编目（CIP）数据

公共营养 / 林杰主编 .—北京：人民卫生出版社，2015
ISBN 978-7-117-21595-4

Ⅰ. ①公… Ⅱ. ①林… Ⅲ. ①营养学 – 中等专业学校 – 教材
Ⅳ. ①R151

中国版本图书馆 CIP 数据核字（2015）第 250091 号

公 共 营 养

主　　编：林　杰
出版发行：人民卫生出版社（中继线 010-59780011）
地　　址：北京市朝阳区潘家园南里 19 号
邮　　编：100021
E - mail：pmph @ pmph.com
购书热线：010-59787592　010-59787584　010-65264830
印　　刷：北京铭成印刷有限公司
经　　销：新华书店
开　　本：787 × 1092　1/16　　**印张**：8
字　　数：200 千字
版　　次：2016 年 1 月第 1 版　2022 年 12 月第 1 版第 4 次印刷
标准书号：ISBN 978-7-117-21595-4/R · 21596
定　　价：42.00 元

出版说明

为全面贯彻党的十八大和十八届三中、四中、五中全会精神，依据《国务院关于加快发展现代职业教育的决定》要求，更好地服务于现代卫生职业教育快速发展的需要，适应卫生事业改革发展对医药卫生职业人才的需求，贯彻《医药卫生中长期人才发展规划(2011—2020年)》《现代职业教育体系建设规划(2014—2020年)》文件精神，人民卫生出版社在教育部、国家卫生和计划生育委员会的领导和支持下，按照教育部颁布的《中等职业学校专业教学标准(试行)》医药卫生类(第二辑)(简称《标准》)，由全国卫生职业教育教学指导委员会(简称卫生行指委)直接指导，经过广泛的调研论证，成立了中等卫生职业教育各专业教育教材建设评审委员会，启动了全国中等卫生职业教育第三轮规划教材修订工作。

本轮规划教材修订的原则：①明确人才培养目标。按照《标准》要求，本轮规划教材坚持立德树人，培养职业素养与专业知识、专业技能并重，德智体美全面发展的技能型卫生专门人才。②强化教材体系建设。紧扣《标准》，各专业设置公共基础课(含公共选修课)、专业技能课(含专业核心课、专业方向课、专业选修课)；同时，结合专业岗位与执业资格考试需要，充实完善课程与教材体系，使之更加符合现代职业教育体系发展的需要。在此基础上，组织制订了各专业课程教学大纲并附于教材中，方便教学参考。③贯彻现代职教理念。体现"以就业为导向，以能力为本位，以发展技能为核心"的职教理念。理论知识强调"必需、够用"；突出技能培养，提倡"做中学、学中做"的理实一体化思想，在教材中编入实训(实验)指导。④重视传统融合创新。人民卫生出版社医药卫生规划教材经过长时间的实践与积累，其中的优良传统在本轮修订中得到了很好的传承。在广泛调研的基础上，再版教材与新编教材在整体上实现了高度融合与衔接。在教材编写中，产教融合、校企合作理念得到了充分贯彻。⑤突出行业规划特性。本轮修订紧紧依靠卫生行指委和各专业教育教材建设评审委员会，充分发挥行业机构与专家对教材的宏观规划与评审把关作用，体现了国家卫生计生委规划教材一贯的标准性、权威性、规范性。⑥提升服务教学能力。本轮教材修订，在主教材中设置了一系列服务教学的拓展模块；此外，教材立体化建设水平进一步提高，根据专业需要开发了配套教材、网络增值服务等，大量与课程相关的内容围绕教材形成便捷的在线数字化教学资源包，为教师提供教学素材支撑，为学生提供学习资源服务，教材的教学服务能力明显增强。

人民卫生出版社作为国家规划教材出版基地，有护理、助产、农村医学、药剂、制药技术、营养与保健、康复技术、眼视光与配镜、医学检验技术、医学影像技术、口腔修复工艺等24个专业的教材获选教育部中等职业教育专业技能课立项教材，相关专业教材根据《标准》颁布情况陆续修订出版。

营养与保健专业编写说明

2010年，教育部公布《中等职业学校专业目录(2010年修订)》，将卫生保健(0803)更名为营养与保健专业(100400)，目的是面向医院、社区卫生保健机构、养老机构、学校、幼儿园以及餐饮、食品与保健品等行业，培养具有基础营养、公共营养、临床营养知识与技能，服务于健康人群、亚健康人群、疾病患者的德智体美全面发展的高素质劳动者和技能型人才。人民卫生出版社积极落实教育部、国家卫生和计划生育委员会相关要求，推进《标准》实施，在卫生行指委指导下，进行了认真细致的调研论证工作，规划并启动了教材的编写工作。

本轮营养与保健专业规划教材与《标准》课程结构对应，设置公共基础课(含公共选修课)、专业基础课、专业技能课(含专业核心课、专业选修课)教材。其中专业核心课教材根据《标准》要求设置共9种。

本轮教材编写力求贯彻以学生为中心、贴近岗位需求、服务教学的创新教材编写理念，教材中设置了“学习目标”“病例/案例”“知识链接”“考点提示”“本章小结”“目标测试”“实训/实验指导”等模块。“学习目标”“考点提示”“目标测试”相互呼应衔接，着力专业知识掌握，提高专业考试应试能力。尤其是“病例/案例”“实训/实验指导”模块，通过真实案例激发学生的学习兴趣、探究兴趣和职业兴趣，满足了“真学、真做、掌握真本领”的新时期卫生职业教育人才培养新要求。

本系列教材将于2016年2月前全部出版。

全国卫生职业教育教学指导委员会

第一届全国中等卫生职业教育
营养与保健专业教育教材建设评审委员会

全国中等卫生职业教育
国家卫生和计划生育委员会“十二五”规划教材目录

总序号	适用专业	分序号	教材名称	版次
1	护理专业	1	解剖学基础 **	3
2		2	生理学基础 **	3
3		3	药物学基础 **	3
4		4	护理学基础 **	3
5		5	健康评估 **	2
6		6	内科护理 **	3
7		7	外科护理 **	3
8		8	妇产科护理 **	3
9		9	儿科护理 **	3
10		10	老年护理 **	3
11		11	老年保健	1
12		12	急救护理技术	3
13		13	重症监护技术	2
14		14	社区护理	3
15		15	健康教育	1
16	助产专业	1	解剖学基础 **	3
17		2	生理学基础 **	3
18		3	药物学基础 **	3
19		4	基础护理 **	3
20		5	健康评估 **	2
21		6	母婴护理 **	1
22		7	儿童护理 **	1
23		8	成人护理(上册)- 内外科护理 **	1
24		9	成人护理(下册)- 妇科护理 **	1
25		10	产科学基础 **	3
26		11	助产技术 **	1
27		12	母婴保健	3
28		13	遗传与优生	3

续表

总序号	适用专业	分序号	教材名称	版次
29	护理、助产专业共用	1	病理学基础	3
30		2	病原生物与免疫学基础	3
31		3	生物化学基础	3
32		4	心理与精神护理	3
33		5	护理技术综合实训	2
34		6	护理礼仪	3
35		7	人际沟通	3
36		8	中医护理	3
37		9	五官科护理	3
38		10	营养与膳食	3
39		11	护士人文修养	1
40		12	护理伦理	1
41		13	卫生法律法规	3
42		14	护理管理基础	1
43	农村医学专业	1	解剖学基础 **	1
44		2	生理学基础 **	1
45		3	药理学基础 **	1
46		4	诊断学基础 **	1
47		5	内科疾病防治 **	1
48		6	外科疾病防治 **	1
49		7	妇产科疾病防治 **	1
50		8	儿科疾病防治 **	1
51		9	公共卫生学基础 **	1
52		10	急救医学基础 **	1
53		11	康复医学基础 **	1
54		12	病原生物与免疫学基础	1
55		13	病理学基础	1
56		14	中医药学基础	1
57		15	针灸推拿技术	1
58		16	常用护理技术	1
59		17	农村常用医疗实践技能实训	1
60		18	精神病学基础	1
61		19	实用卫生法规	1
62		20	五官科疾病防治	1
63		21	医学心理学基础	1
64		22	生物化学基础	1
65		23	医学伦理学基础	1
66		24	传染病防治	1

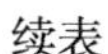

续表

总序号	适用专业	分序号	教材名称	版次
67	营养与保健专业	1	正常人体结构与功能 *	1
68		2	基础营养与食品安全 *	1
69		3	特殊人群营养 *	1
70		4	临床营养 *	1
71		5	公共营养 *	1
72		6	营养软件实用技术 *	1
73		7	中医食疗药膳 *	1
74		8	健康管理 *	1
75		9	营养配餐与设计 *	1
76	康复技术专业	1	解剖生理学基础 *	1
77		2	疾病学基础 *	1
78		3	临床医学概要 *	1
79		4	康复评定技术 *	2
80		5	物理因子治疗技术 *	1
81		6	运动疗法 *	1
82		7	作业疗法 *	1
83		8	言语疗法 *	1
84		9	中国传统康复疗法 *	1
85		10	常见疾病康复 *	2
86	眼视光与配镜专业	1	验光技术 *	1
87		2	定配技术 *	1
88		3	眼镜门店营销实务 *	1
89		4	眼视光基础 *	1
90		5	眼镜质检与调校技术 *	1
91		6	接触镜验配技术 *	1
92		7	眼病概要	1
93		8	人际沟通技巧	1
94	医学检验技术专业	1	无机化学基础 *	3
95		2	有机化学基础 *	3
96		3	分析化学基础 *	3
97		4	临床疾病概要 *	3
98		5	寄生虫检验技术 *	3
99		6	免疫学检验技术 *	3
100		7	微生物检验技术 *	3
101		8	检验仪器使用与维修 *	1
102	医学影像技术专业	1	解剖学基础 *	1
103		2	生理学基础 *	1
104		3	病理学基础 *	1

续表

总序号	适用专业	分序号	教材名称	版次
105		4	医用电子技术 *	3
106		5	医学影像设备 *	3
107		6	医学影像技术 *	3
108		7	医学影像诊断基础 *	3
109		8	超声技术与诊断基础 *	3
110		9	X 线物理与防护 *	3
111	口腔修复工艺专业	1	口腔解剖与牙雕刻技术 *	2
112		2	口腔生理学基础 *	3
113		3	口腔组织及病理学基础 *	2
114		4	口腔疾病概要 *	3
115		5	口腔工艺材料应用 *	3
116		6	口腔工艺设备使用与养护 *	2
117		7	口腔医学美学基础 *	3
118		8	口腔固定修复工艺技术 *	3
119		9	可摘义齿修复工艺技术 *	3
120		10	口腔正畸工艺技术 *	3
121	药剂、制药技术专业	1	基础化学 **	1
122		2	微生物基础 **	1
123		3	实用医学基础 **	1
124		4	药事法规 **	1
125		5	药物分析技术 **	1
126		6	药物制剂技术 **	1
127		7	药物化学 **	1
128		8	会计基础	1
129		9	临床医学概要	1
130		10	人体解剖生理学基础	1
131		11	天然药物学基础	1
132		12	天然药物化学基础	1
133		13	药品储存与养护技术	1
134		14	中医药基础	1
135		15	药店零售与服务技术	1
136		16	医药市场营销技术	1
137		17	药品调剂技术	1
138		18	医院药学概要	1
139		19	医药商品基础	1
140		20	药理学	1

** 为“十二五”职业教育国家规划教材

* 为“十二五”职业教育国家规划立项教材

前　言

《公共营养》是中等卫生职业教育营养与保健专业一门重要的核心课程，涉及该专业岗位需求的核心理论与技能。本教材依据《中等卫生职业教育营养与保健专业教学标准》编写，供营养与保健专业使用，也可供与营养相关专业的学生及工作者参考。

教材主要内容：公共营养概述、平衡膳食、营养调查与评价、社区营养、营养政策法规与营养改善。旨在让学生了解公共营养的工作内容、工作程序及基本规范，并运用平衡膳食的基本知识、基本理论和基本技能在营养与保健服务中开展营养调查、营养评估、营养教育及营养咨询，增进人群健康意识，引导健康的饮食行为，改善健康状况。

教材编写坚持“三基、五性、三特定”的总体原则，着重突出4个特点：一是以职业活动为导向，以能力为核心。引导教师在教学中紧密依据营养与保健专业人才培养目标、岗位的典型工作任务、职业能力要求及公共营养师（四级）资格考试要求，采取理论实践一体化教学方式，突出“做中学、学中做”的职教特色。二是以实践为载体，加大实践教学比例。设计七项工作任务，使实践学时达到总学时的1/2以上，有利于培养学生的动手能力，激发学生学习与思考的积极性。三是突出预防为主，着重人们健康饮食行为的养成，引导学生用预防为主、平衡适量的理念思考和解决营养问题。四是教材编写与课程建设同步。编写体例采用学习目标、案例导入、教学内容、考点提示、知识链接、本章小结、目标测试，便于教师的教与学生的学。

教材编写得到了参与编写人员所在院校的大力支持，在此，一并表示感谢。其中一些不足之处，恳请同仁提出宝贵意见。

林　杰

2015年10月

目 录

第一章 公共营养概述……1
第一节 公共营养及其职业要求……1
一、公共营养的概念及特点……1
二、公共营养的工作目的与内容……3
三、公共营养师(四级)的职业要求……4
第二节 健康的饮食行为……7
一、日常饮食行为……7
二、不同人群饮食行为的特点……9
三、饮食行为的影响因素……11
四、健康饮食行为的培养……13
第三节 膳食营养素参考摄入量……13
一、膳食营养素参考摄入量的基本概念……13
二、膳食营养素参考摄入量的应用……14

第二章 平衡膳食……18
第一节 平衡膳食的基本要求……18
一、平衡膳食的概念……18
二、平衡膳食的基本要求……19
三、平衡膳食的组成……19
第二节 膳食结构与膳食指南……19
一、膳食结构……20
二、中国居民膳食指南……21
三、平衡膳食宝塔……24
第三节 膳食调配和食谱编制……26
一、膳食调配……26
二、食谱编制……27

第三章 营养调查与评价……31
第一节 膳食调查……31
一、基本概念……31

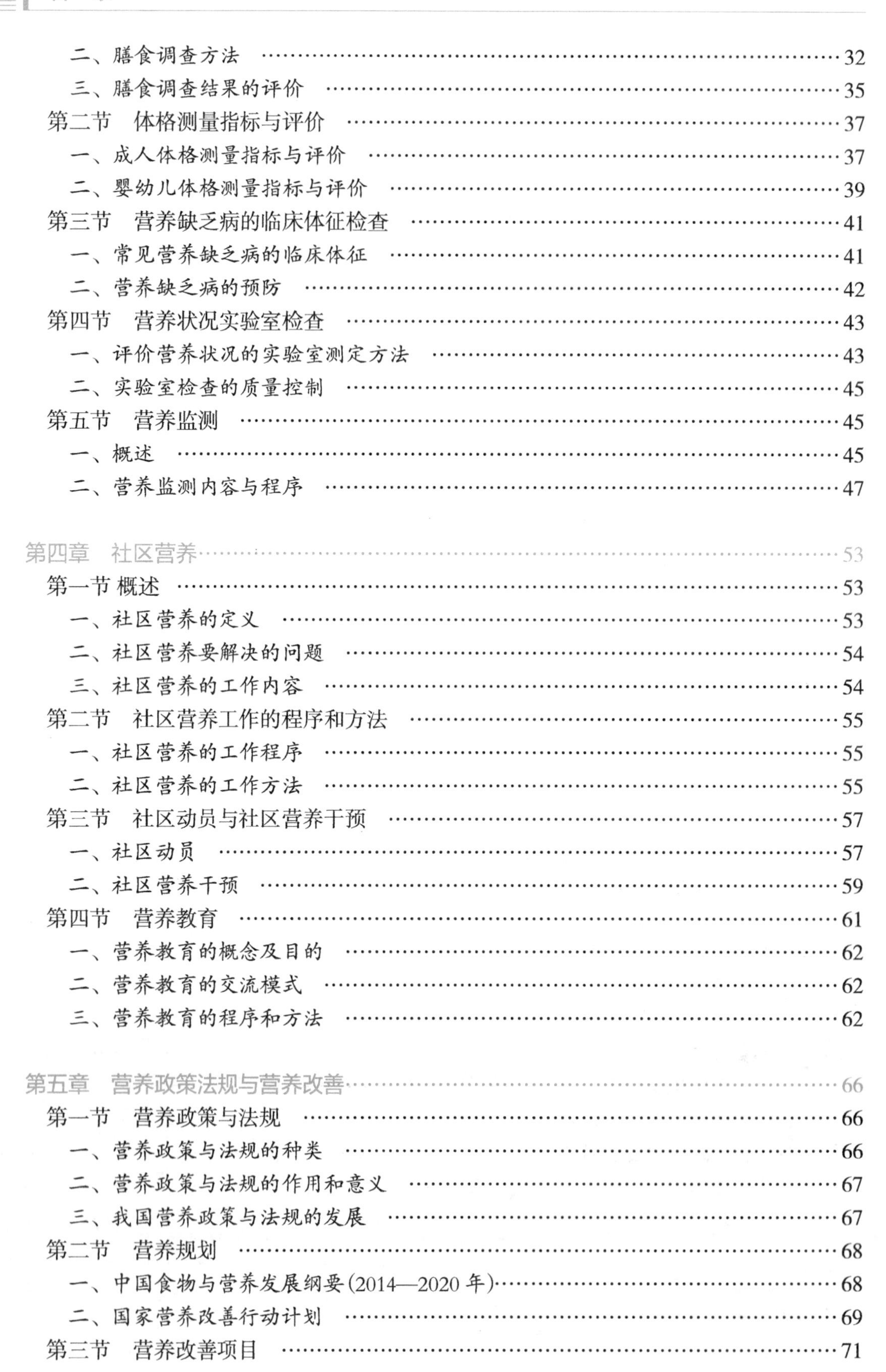

二、膳食调查方法 ······ 32
三、膳食调查结果的评价 ······ 35
第二节 体格测量指标与评价 ······ 37
一、成人体格测量指标与评价 ······ 37
二、婴幼儿体格测量指标与评价 ······ 39
第三节 营养缺乏病的临床体征检查 ······ 41
一、常见营养缺乏病的临床体征 ······ 41
二、营养缺乏病的预防 ······ 42
第四节 营养状况实验室检查 ······ 43
一、评价营养状况的实验室测定方法 ······ 43
二、实验室检查的质量控制 ······ 45
第五节 营养监测 ······ 45
一、概述 ······ 45
二、营养监测内容与程序 ······ 47

第四章 社区营养 ······ 53
第一节 概述 ······ 53
一、社区营养的定义 ······ 53
二、社区营养要解决的问题 ······ 54
三、社区营养的工作内容 ······ 54
第二节 社区营养工作的程序和方法 ······ 55
一、社区营养的工作程序 ······ 55
二、社区营养的工作方法 ······ 55
第三节 社区动员与社区营养干预 ······ 57
一、社区动员 ······ 57
二、社区营养干预 ······ 59
第四节 营养教育 ······ 61
一、营养教育的概念及目的 ······ 62
二、营养教育的交流模式 ······ 62
三、营养教育的程序和方法 ······ 62

第五章 营养政策法规与营养改善 ······ 66
第一节 营养政策与法规 ······ 66
一、营养政策与法规的种类 ······ 66
二、营养政策与法规的作用和意义 ······ 67
三、我国营养政策与法规的发展 ······ 67
第二节 营养规划 ······ 68
一、中国食物与营养发展纲要(2014—2020年) ······ 68
二、国家营养改善行动计划 ······ 69
第三节 营养改善项目 ······ 71

一、食盐加碘 …………………………………………………………71
二、营养强化面粉 ……………………………………………………72
三、铁强化酱油 ………………………………………………………72
四、营养强化维生素 A 食用油 ………………………………………72
五、公共营养改善 OLIGO 项目 ………………………………………73
六、营养强化大米 ……………………………………………………73

实践指导……………………………………………………………75
实践 1 公共营养岗位的认知体验 ……………………………………75
实践 2 确定成人的营养需要 …………………………………………79
实践 3 成人食物选择和用量的计算 …………………………………80
实践 4 膳食调查 ………………………………………………………81
实践 5 体格测量 ………………………………………………………82
实践 6 社区营养教育 …………………………………………………84
实践 7 营养改善项目的案例讨论 ……………………………………86

附录…………………………………………………………………89
附录一 中国居民膳食营养素参考摄入量(DRIs)……………………89
附录二 中国食物与营养发展纲要(2014—2020 年) …………………95

参考文献……………………………………………………………99

目标测试参考答案…………………………………………………101

《公共营养》教学大纲 ……………………………………………103

第一章　公共营养概述

学习目标

1. 掌握：公共营养的概念、基本特点及工作内容，健康饮食行为。
2. 熟悉：公共营养师（四级）的职业要求，日常饮食行为及其影响因素，膳食营养素参考摄入量的基本概念。
3. 了解：公共营养的工作目的，膳食营养素参考摄入量的应用。

民以食为天。随着社会经济快速发展，生活水平不断提高，人们对营养与食品安全更加关注，国家对大众营养的重视程度也有很大提高。

近年来，各地相继成立了营养师协会，协助国家公共营养师资格认证。公共营养师肩负着促进国民健康、提高身体素质、改善生活品质的重任，公共营养师的职业素质、知识水平和技能水平直接关系到大众膳食营养摄入状况是否科学、合理。

第一节　公共营养及其职业要求

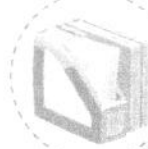
案例

小燕，某卫生学校营养与保健专业的三年级学生，即将毕业。她在人才信息网站上发现有一家外资企业需要招聘一名营养咨询师，很想得到这份工作。

请问：1. 小燕应提前做哪些准备？
2. 营养咨询师的工作内容有哪些？
3. 营养咨询师的职业要求有哪些？

国民营养与健康状况是反映一个国家或地区经济与社会发展、卫生保健水平和人口素质的重要指标。健康教育和营养干预是提高国民健康素质最有效的途径之一。近十年来，我国城乡居民的膳食、营养状况有了明显改善，同时我国也面临着营养缺乏与营养过剩的双重挑战。结合我国食物资源的具体情况，大力开展营养教育、营养干预工作，引导居民合理膳食，是公共卫生领域亟待解决的重大社会问题。

一、公共营养的概念及特点

（一）公共营养的概念

随着营养学不断发展，公共营养的概念和范畴也在发生变化，它与社区营养、国际营养、社会营养等术语的区别和联系一直受学者们关注。

关于公共营养概念的说法很多，有人认为，公共营养是通过营养监测、营养调查发现人群中存在的营养问题，又利用营养研究的科学理论改善人群中存在的营养问题。也有人认为，公共营养学是研究饮食与营养的社会动态的科学，又称之为社会营养学，主要工作是进行社会营养监测，组织营养调查和食品经济因素调查，制订膳食营养供给量标准，制订和修订改善营养的政策，对营养部门和消费者进行营养宣传和咨询，进行食物资源开发、利用和食物强化等，使营养科学在社会实践中造福人类。

1997年7月，第16届国际营养大会对公共营养做出了新的、较为科学的定义：公共营养是以人群营养状况为基础，阐述人群或社区的营养问题，以及引起这些营养问题的条件，有针对性地提出解决营养问题的措施。

与临床营养相比，其服务对象从有营养需求的病人转向全体人群，工作范畴从个体营养水平转向群体营养水平，研究内容从微观转向宏观，如营养改善的策略、政策与措施等。

（二）公共营养的特点

公共营养是营养学的一个组成部分，涉及多学科、多领域的综合运用与实践。它通过营养监测、营养调查发现人群中存在的营养问题，利用营养教育及多种干预手段对人群中存在的营养问题加以改善，以便使营养学理论应用于提高人群的健康水平。

1. 实践性　公共营养的服务对象是大众，要使人类真正受益，在对群体进行营养状况分析评价的基础上，需要反复社会实践，寻找改善居民营养状况的措施并检验其效果。

2. 宏观性　公共营养的研究对象不限于个体或个别群体，而是以整个国家、省或地区的各种人群为对象，需要对营养与经济结构、经济发展趋势、食品经济政策、国家或地区的营养政策以及居民购买力之间的关系进行全面系统分析。

3. 社会性　公共营养对人群营养问题的研究超出了公共卫生领域，涉及国家政治、经济、环境、人道主义援助以及营养改善法律法规等方面，解决营养问题的方法更要考虑到卫生领域以外（如农业、贸易等）与食物相关的公共政策等。

4. 多学科性　公共营养是营养学的组成部分，同时涉及多学科、多领域，研究中应与预防医学、临床医学、遗传学、农学及社会科学（如政治学、经济学、社会学）等结合。

5. 潜在性　公共营养工作是一项涉及社会和经济发展两大领域、综合性非常强的系统工程。营养对经济的影响是潜在的、非快速的，现在不少营养学和经济学领域的学者正致力于量化营养与经济发展的关系。

（三）公共营养的发展

第二次世界大战之后，国际上便开始进行宏观营养研究，营养工作的社会性不断加强。随后在世界卫生组织（WHO）和联合国粮农组织（FAO）的努力下，加强了全球营养工作的宏观调控，于是公共营养学应运而生，并进一步发展了公共营养事业。战后几十年间，公共营养得到很大发展，工作范围涉及营养素供给量标准的制订、人群营养调查与监测、膳食结构调整、营养性疾病的预防、营养教育与咨询以及营养立法等。近年来，国外主要通过开发利用植物蛋白质资源、食品的营养强化或利用遗传工程改造食用动植物来改善公共营养状况，同时通过制定国家营养指导方针，采取营养立法手段，建立国家监督管理机构，推行农业经济政策、食品经济政策等措施，使现代公共营养学更富于宏观性和社会实践性。

20世纪初，我国开始建立现代营养学。1913年首次发表我国居民营养状况调查报告，

1925—1936年间，公共营养的教学和科研有较大发展。抗日战争期间，我国营养学工作者，通过广泛开展营养状况调查研究，编著了第一本《实用营养学》。我国公共营养事业的快速发展从20世纪80年代开始。1983年10月在江苏南京召开首届公共营养专题讨论会，成立了公共营养专业组。1984年正式成立中国营养学会公共营养委员会，同年创建了我国第一个公共营养研究室。近年来，在全国各省、市、自治区卫生部门的积极配合下，组织开展了多项公共营养工作，在人群营养调查、营养监测、营养教育与咨询、营养改善措施及制订居民膳食指南等方面均取得了一定成果。近年来，公共营养研究以宏观营养的观点研究社会经济等综合因素对人体健康的影响，进一步发展和拓宽了我国公共营养事业。

二、公共营养的工作目的与内容

（一）公共营养的工作目的

目前，我国城乡食物消费正处于由温饱向小康转变的过渡时期，制定合理的营养政策，科学调整食物结构，不仅能有效控制慢性病发生，而且能正确引导我国的食物生产，帮助居民形成合理的食物消费习惯，最终促进经济发展和社会进步。发展公共营养事业的目标是为了更好地改善营养状况，因地制宜解决营养问题。公共营养工作的目的主要体现在以下几个方面：

通过开展全国性膳食调查、人体营养状况测定、膳食指导与评估、食品营养评价等，全面分析和了解我国人群的膳食营养状况，发现居民在膳食营养中存在的问题。

通过营养信息的交流，帮助个体和群体获得食物与营养知识，提高各类人群对营养与健康的认识，从而培养健康生活方式，提高生活质量。

通过食品营养信息收集，纵向分析我国人群膳食结构的变化趋势，提出相关政策建议，为政府制定营养改善策略和行动计划提供依据。

（二）公共营养的工作内容

公共营养的任务是研究将科学原理应用于人民生活实际的有关理论、技术和社会措施，研究饮食与营养社会动态的科学。我国公共营养研究的内容主要包括10个方面：①膳食营养素参考摄入量；②膳食结构与膳食指南；③营养调查与评价；④营养监督；⑤营养教育；⑥食物营养规划与营养改善；⑦社区营养；⑧饮食行为与营养；⑨食物安全；⑩食物与营养的政策法规。开展公共营养工作主要有以下几个方面：

1. 膳食调查和评价　用24小时膳食回顾和膳食史、记账、称重等方法，对居民食物摄入量进行调查，并进行膳食调查结果计算与评价，了解居民营养状况，提出改进措施。

2. 人体营养状况测定和评价　包括人体体格测量方法的选用、测量资料分析、生物样品的采集与保存及营养缺乏病的判断等。通过人体体格测量、营养水平生化检验及营养缺乏的临床检查等对人体营养状况进行综合评价。

3. 营养咨询和教育　包括营养与食品安全知识咨询、营养教育等。通过营养咨询门诊、随访和调查、电话、书信或媒体等方式进行个体或群体营养咨询，开设营养教育专题讲座，以提高居民对营养与健康的认识，消除不利于健康的膳食因素，改善营养状况，预防营养性疾病，提高健康水平和生活质量。

4. 膳食评估和指导　包括营养和食物需要目标设计、食谱编制、食谱营养评价和调整等。首先根据《中国居民膳食营养素参考摄入量》，确定出不同性别、不同年龄人群的能量、营养素适宜需要量；按照合理营养与平衡膳食原则，将每日能量、营养素的需要量合理地分配到一日三餐，编制成食谱；对食谱进行综合评价并提出修改意见。

5. 食品营养评价　包括食品营养标签制作、食品营养价值分析、食品营养资料编辑等。

6. 社区营养管理和营养干预　包括社区人群营养与健康信息的收集、档案建立和管理，社区营养干预方案设计和实施等。运用营养科学知识、技术和措施，研究和解决社区人群在食物生产与供给、营养需要、饮食行为、营养政策、营养教育及营养性疾病预防等方面存在的问题，目的是进一步提高社区人群的生活质量，为国家或地区制定食物营养政策、经济政策、卫生保健政策提供科学依据。

三、公共营养师(四级)的职业要求

公共营养师指接受专业知识技能培训，通过国家职业资格考试认证，取得从业资格，从事营养咨询、人体营养状况测评、营养指导、营养管理及营养教学与科研工作，进行营养与食品安全知识传播，促进居民健康工作的专业人员。

随着社会文明进步，整个社会对公共营养师的职业素质与职业能力要求越来越高。培养和践行社会主义核心价值观、提高公共营养师从业人员职业素养是公共营养师队伍建设的首要任务。

(一) 职业素质

职业道德是人们在职业实践中，符合职业特点要求的道德准则、道德情操与道德品质的总和，同职业活动紧密相联，是人们在职业过程中形成的一种内在的、非强制性的约束机制。职业道德是社会道德在职业活动中的具体体现，是从业人员在职业活动中的行为标准和要求，是本行业对社会所承担的道德责任和义务。

社会主义职业道德是社会主义道德的有机组成部分，伴随着社会主义事业的实践而产生、形成和发展，是社会主义职业活动不断完善和经验的总结。社会主义职业道德基本规范包含5个方面的内容：爱岗敬业、诚实守信、公平公正、服务群众、奉献社会。

公共营养师职业守则是对公共营养师从业人员的职业品德、职业纪律、职业责任与义务、专业技术胜任能力以及与同行、社会关系等方面的要求，是每一个从业人员必须遵守和履行的基本准则。

1. 遵纪守法、诚实守信、团结协作　公共营养师在工作中必须严格遵守国家相关法律、法规和制度，如《中华人民共和国食品卫生法》《保健食品注册管理办法》《食品添加剂卫生管理办法》等，并结合工作进行广泛宣传。必须以社会主义职业道德准则规范自己的行为，在涉及食品功能、食品安全等问题时，要实事求是，对群众做到信守诺言，履行应承担的责任和义务。尊重同事、同行及相关工作人员，相互帮助，取长补短，主动协调好各方关系，共同完成工作任务。

2. 忠于职守、爱岗敬业、钻研业务　公共营养师应以改善居民营养状况和身体素质为己任，在面对居民营养缺乏和营养过剩双重挑战时，牢固树立预防为主的观念，不怕困难、不辞辛劳、千方百计为服务对象解决营养问题，为提高个体及群体营养知识及健康水平贡献力量。公共营养师应勤奋学习、刻苦钻研，努力提高专业知识和技术水平。

3. 认真负责、服务于民、平等待人　公共营养师从业人员应一切以服务对象利益为重，时刻为服务对象着想，尊重服务对象平等权利。目前我国经济发展还不平衡，一些地区仍然存在较多的营养缺乏问题，因此工作中应当对经济、文化欠发达地区的人群和个体给予更多的耐心和关注。

4. 科学求实、精益求精、开拓创新　工作中严格遵照技术指导或规程实施，保证质量。经常关注国内外营养科学发展新趋势，及时更新专业知识；主动运用相关学科知识，解决居民的营养问题；积极参加国内外营养学方面的学术活动，总结和交流从事营养师工作的体会、经验和成果。

（二）职业能力

按照国家劳动和社会保障部关于公共营养师职业标准的要求，具备高中毕业（或同等学力）以上学历，具有一定的营养相关工作经验，经过公共营养师课程培训后，参加劳动和社会保障部门组织的考试，取得相应公共营养师国家职业资格证书，便可以从事公共营养师的相关工作，公共营养工作的服务对象包括健康和亚健康人群以及社区与营养有关的慢性疾病病人。其职业知识与技能要求主要体现在：

1. 掌握一定的人体解剖生理、食物消化吸收和不同人群生理特点等医学基础知识。
2. 掌握营养与健康、能量及各种营养素的相关营养学基础知识。
3. 掌握不同人群营养特点及营养需求等相关知识。
4. 掌握各类食物营养价值及常用食品加工方法。
5. 掌握食品污染、食物中毒及食品卫生等相关基础理论。
6. 掌握膳食营养指导的相关基础理论与方法。
7. 掌握营养教育与社区营养管理的相关基础理论与方法。
8. 掌握国家有关食品与营养政策。
9. 能进行人体营养状况评价、管理和指导。
10. 能进行膳食营养评价、管理和指导。
11. 能对食品及配方进行营养评价。
12. 能进行营养知识的咨询与宣教。
13. 能进行社区人群营养与健康信息收集，建立营养与健康档案并进行社区营养管理。
14. 具有较强的语言表达能力，以及理解、分析、归纳和判断的能力，具有正常的色、味、嗅辨别能力。

公共营养师职业能力要求见表 1-1。

表 1-1　公共营养师职业能力要求

职业功能	工作内容	技能要求	相关知识
一、膳食调查和评价	（一）食物摄入量调查	1. 能设计称重法记录表 2. 能用称重法进行食物摄入量称重和记录	1. 食物科学名和俗名相关知识 2. 称重法记录表设计 3. 称重技术要点
	（二）膳食营养素摄入量计算	1. 能按照食物类别和重量进行生熟换算 2. 能正确使用食物成分表 3. 能对数据进行分类计算和核对	1. 食物成分表使用 2. 生熟食物比值换算
	（三）膳食营养分析和评价	能正确判定膳食营养素摄入量是否满足需要	膳食营养素参考摄入量

续表

职业功能	工作内容	技能要求	相关知识
二、人体营养状况测定和评价	(一) 身体测量	1. 能测量儿童、成人身高、体重 2. 能测量儿童头围和胸围	1. 体格测量常用指标 2. 常用测量工具使用和校准 3. 测定方法和注意事项
	(二) 实验室指标收集和判断	能收集人体头发、尿液、体液测定样品	生物样品的收集
	(三) 营养缺乏病的症状和体征判别	1. 能判别体重不足 2. 能判别发育迟缓 3. 能判别消瘦 4. 能判别超重和肥胖	1. 成人和儿童的体格测量评价参考标准 2. BMI 计算
三、膳食指导和评估	(一) 确定营养和食物需要量	1. 能确定成人营养需要和选择食物 2. 能确定成人每日食物供应量	1. 食物能量和营养素密度知识 2. 平衡膳食基本要求
	(二) 编制食谱	1. 能选择主、副食类别 2. 能确定成人主、副食供给量 3. 根据成人主、副食供给量编制食谱	1. 含蛋白质、脂肪、碳水化合物的食物应用 2. 成人食谱编制和营养配餐基本原则、要求 3. 成人餐次及各餐的营养分配
	(三) 调整食谱	能根据食谱能量和营养素含量，用食物交换法调整食物类别	食物交换法原则和注意事项
四、营养咨询和教育	(一) 营养与食品安全知识咨询	1. 能进行食品选购指导 2. 能进行食物烹饪指导 3. 对膳食构成进行测定与评估 4. 对健康生活方式进行测定与评估 5. 能进行食物中毒的调查处理	1. 各类食品应注意的卫生问题 2. 常用烹调方法对营养素的影响、减少营养素损失的措施 3. 平衡膳食宝塔 4. 健康生活方式的概念、常见不良生活方式和行为 5. 家庭食物中毒的预防
	(二) 营养教育	1. 进行厨房食品安全指导 2. 进行体重控制的营养教育	1. 家庭食品污染与腐败变质 2. 食品卫生检验指标 3. 中国居民膳食指南 4. 科普文章撰写
五、食品营养评价	(一) 食品营养标签制作	1. 能解读食品原料和辅料配方 2. 能解读营养标签	1. 食品标签标准 2. 各类食品的制作 3. 食品添加剂功能
	(二) 营养评价	1. 能根据食物感官性状判断质量 2. 能根据食品成分分析结果评定食物的营养价值	1. 食物感官性状判断 2. 食品营养成分数据解析 3. 常见食品的营养素
六、社区营养管理和干预	(一) 营养与健康信息收集	1. 能进行访谈和填写调查表 2. 能进行入户动员	1. 人员登记和访谈技巧 2. 填表注意事项 3. 入户动员工作常识
	(二) 营养与健康档案建立和管理	1. 能录入相关数据资料 2. 能进行数据验证和核对	1. 常见数据库格式及转换 2. 数据验证和核对方法

(三) 职业资格认证

1. 申报条件　凡具备高中毕业(或同等学力)以上学历,符合下列条件之一者均可报考公共营养师四级职业资格:

(1) 在本职业连续工作1年以上。

(2) 具有医学或食品及相关专业中专毕业证书。

(3) 经本职业四级正规培训达规定标准学时数,并取得结业证书。

2. 鉴定方式　分为理论知识考试和专业技能考核两部分。理论知识考试采用闭卷笔试方式,专业能力考核采用现场实际操作考试。理论知识考试和专业能力考核均实行百分制,成绩皆达60分及以上者为合格。考核合格者,由中华人民共和国人力资源和社会保障部职业技能鉴定中心颁发国家职业资格证书。

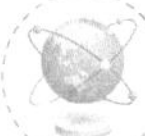

知识链接

临床营养师与公共营养师的区别

临床营养师包括营养医师和营养护士,他们应具备医学教育背景,并且具有医师或护士执业资格证书,主要工作地点在医院,服务对象是病人和家属,研究范畴是临床营养学。

公共营养师共设有四个等级,分别为公共营养师四级、公共营养师三级、公共营养师二级、公共营养师一级。在学历、专业背景等方面要求有所区别,服务对象包括健康和亚健康人群及与营养相关的社区慢性疾病病人。

第二节　健康的饮食行为

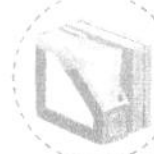

案例

一日中午,蔡师傅驾驶公交车快速行驶至某高架桥时,突然急刹停车,将头伸出窗外呕吐,速拨打120,诊断为慢性胃炎急性发作。经了解,蔡某今年42岁,任公交车司机已有7年,每天早班车6点发车,很难找到吃早餐的地方,经常"空腹上阵"。

请问:1. 蔡师傅饮食行为存在什么问题?

2. 蔡师傅应如何改进饮食行为?

人类需要的营养物质来自于各种各样的食物,人类食物的摄取和消费行为直接影响着营养物质的获取,而这些行为又受社会、经济和文化因素的影响。进行饮食行为及其影响因素的研究,有助于预防疾病、促进人群健康。

一、日常饮食行为

(一) 饮食行为的概念

饮食行为是指受有关食物和健康观念支配的人类摄食活动,包括食物的选择与购买、进食种类与数量、进食环境与进食方式等。

(二) 正餐

我国居民90%以上家庭是一日三餐。1992年全国营养调查结果发现,不同民族居民每

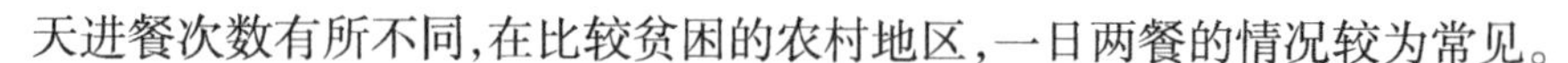

天进餐次数有所不同，在比较贫困的农村地区，一日两餐的情况较为常见。

1. 早餐　我国居民吃早餐的时间一般在6:00~8:00之间。大多数人在家吃早餐，部分人到餐馆或路边摊位、工作单位吃早餐，也有的人边走边吃早餐。调查发现，35岁以上人群每天坚持吃早餐的比例高于35岁以下者，女性高于男性。相当一部分人由于没有时间、早晨没有食欲、减肥或控制体重，甚至认为早餐不重要等因素，选择不吃早餐。

早餐的食物种类地区差异较大，广州人比较重视早餐，品种多，营养丰富，同时也常把早餐作为谈生意、交流信息的途径。而北方人的早餐相对较简单。

2. 午餐　午餐时间一般是11:30~13:00之间。约90%的地区，人们选择回家吃午餐，但在大城市，由于工作单位离家远、午餐时间短等原因，很多人选择自带午餐（多为前一天晚上的剩饭菜），或到单位食堂、餐馆、快餐店等场所简单用餐。

3. 晚餐　晚餐时间一般在18:30~19:30之间。在大中城市，大多数家庭的晚餐是全天中一家人共同进餐的唯一机会，一般准备得比较丰富，用餐时间充足，每日身体所需能量和营养素约50%由晚餐提供。

（三）零食

零食是非正餐时间摄取的各种食物和（或）饮料，不包括水。我国城市儿童青少年普遍吃零食，随着社会的发展、生活方式的改变，零食不再是儿童青少年的专利，一项调查结果显示，80%的成年人喜欢吃零食。零食可以提供一定的能量或营养素，但零食所提供的能量和营养素不如正餐均衡、全面，不能代替正餐。

（四）饮酒

在中国文化中，饮酒行为是社交的一部分。中国古代社会，一般在婚礼、乔迁之喜或春节等重要节日才可饮酒。随着社会发展，饮酒的情况变得很普遍，生日、节假日、升职、朋友聚会、工作交流等均可以饮酒。不同民族、不同地区饮酒的规则大同小异，其目的是活跃气氛、融洽关系。

我国的酒文化中，以白酒为主，其次是黄酒，受西方文化影响，自20世纪80年代以来，啤酒、葡萄酒相继在我国流行。

调查显示，我国15~30岁人群中有18.4%的人饮酒，30~60岁中有18.7%的人饮酒，60岁以上有21.9%的人饮酒。

正常饮酒行为要有菜肴、有人同饮，饮酒时遵循规则，适量即可。有的地区认为，醉酒说明主人好客、客人尽兴，有利于沟通关系等，随着社会文明的进步，这种不良的习惯和行为正在逐步改善。

（五）在外就餐

在外就餐指不在家中进行食物的制作、烹调，而在其他场所进食的就餐方式。随着经济的发展，家庭收入的增加，工作节奏的加快，人们的生活方式不断发生变化，在外就餐成为许多家庭饮食生活中的一个重要组成部分。

在外就餐机会的增多，增加了疾病传播的危险。对健康的直接影响主要是食源性疾病，其潜伏期短、发病快、症状典型，常以腹泻等形式出现，预后较好，但社会影响极大。

在外就餐引起的饮食模式变化是造成慢性非传染性疾病增加的因素之一。调查显示，在外就餐时，脂类摄入明显增加，碳水化合物供给能量相对降低，膳食总能量摄入和膳食能量密度均高于在家就餐者。另外还发现，餐馆就餐频率越高，体脂含量越高，增加了心脑血管疾病、2型糖尿病、高血压和高血脂等慢性非传染病的危险性。

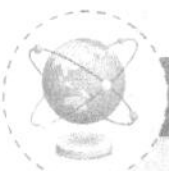
知识链接

饮牛奶的三个误区

误区一:早晨空腹喝牛奶　空腹时,胃肠蠕动速度快,牛奶中的营养成分来不及被吸收就进入大肠,容易引起腹泻。

误区二:牛奶煮沸才能喝　高温加热后,牛奶中的氨基酸和糖形成不能被人体消化吸收的物质,影响营养物质的吸收利用。如果煮沸到100℃时,牛奶中的乳糖焦化,对身体产生危害。煮沸的牛奶中钙发生磷酸沉淀现象,降低营养价值。因此,鲜奶最好直接饮用,加热温度不宜过高。

误区三:储存温度越低越好　牛奶中细菌一般在10℃以下时才能停止生长,但储存温度过低,尤其是-2℃以下时,牛奶的化学结构发生变化,影响营养价值。

二、不同人群饮食行为的特点

(一) 幼儿饮食行为

幼儿是指1~3周岁的小儿,幼儿期是养成良好饮食习惯的关键时期,器官功能逐渐完善,但缺乏自我识别能力,活动量大、活动范围广,发生感染性疾病和传染性疾病的机会增多。此阶段小儿的食物构成逐渐由以乳类为主过渡到以谷类为主,若膳食结构不合理,会导致幼儿体重异常,甚至发生营养不良或肥胖。

1. 幼儿膳食的基本要求　幼儿期正处于生长发育的快速时期,对各种营养素需要量相对较高,同时机体生理功能逐渐发育完善,对外界不良刺激的防御能力较差。因此,对于幼儿膳食安排,在平衡膳食的基础上,需要特别关注以下几点:①食物烹调要与其消化功能相适应,食物软硬适中,味道可口,外形美观,刺激幼儿食欲。②幼儿胃容积小,活泼好动,易饥饿,应增加进餐次数,缩短两餐间隔时间,以保证孩子得到足够的食物。③要注意饮食卫生。幼儿要少吃生冷食物,不吃隔夜饭菜和不洁食物,饭前便后要洗手,注意餐具消毒,用于烹调的食物要新鲜,加工食物的器具要清洁等。④营造良好的进餐环境。应提供一个安静、愉快、秩序良好的进餐环境,使幼儿进餐时注意力集中。吃饭的场所要固定,并有适合幼儿身体特点的专用桌椅和餐具。

2. 幼儿的饮食习惯　幼儿期是饮食习惯形成的关键时期,幼儿良好饮食习惯的建立,需要家长或其看护人的配合。要培养幼儿定时、定点、定量的进餐习惯,做到不挑食、不偏食、少吃零食、不贪食。要充分咀嚼,专心进食。要逐渐教会孩子使用杯子、碗、匙和筷子。

(二) 学龄前儿童饮食行为

学龄前儿童指3~6岁的儿童。与婴幼儿期相比,此期生长发育速度减慢,脑及神经系统发育逐渐成熟。学龄前儿童具有好奇心强、注意力分散、喜欢模仿等特点,可塑性大,是培养良好饮食习惯的重要时期。影响此期儿童营养的因素很多,如挑食、贪玩,不吃好正餐而乱吃零食,咀嚼不充分,食欲缺乏,喜欢饮料等。因此,安排好集体儿童的膳食,进行适当的健康教育,帮助其建立良好的饮食习惯,为其一生建立健康膳食模式奠定坚实的基础。

1. 学龄前儿童常见营养问题　首先在食物选择方面,精制米面柔软、口感好,年轻家长常以精制米面为儿童加工主食,但谷类在精细加工过程中会丢失大量B族维生素、矿物质和纤维素。肉类营养价值高,儿童爱吃,让孩子过量摄入动物性食物,使过多的蛋白质、饱和脂肪酸和胆固醇进入体内,导致肥胖。西式快餐味道好、进食方便、孩子喜欢,便成为家长溺爱孩子的一种表达方式,但这些食物中能量和脂肪含量均偏高,不利于孩子健康。随着生活水平的改善,家中饮料、零食准备齐全,对孩子产生诱惑,但过多摄入饮料和零食,不仅营养素得不到基本满足,还会影响孩子食欲,引起龋齿。其次是在膳食安排和烹调方面,由于家长缺乏必要的健康知识或时间有限,让3~6岁儿童进食普通膳食,没有考虑儿童的营养需要,容易引起营养缺乏或营养过剩。一些家长担心孩子拒绝或扔掉食物,便不愿意或没有耐心尝试新的食物,导致儿童的膳食单调,缺乏营养。

2. 学龄前儿童平衡膳食的原则　食物多样、合理搭配,充分发挥各种食物在营养上的互补作用,做到膳食多样化,以保证膳食供给的能量和营养素满足学龄前儿童的需要。专门烹调、易于消化,学龄前儿童咀嚼和消化能力仍低于成人,食物应专门制作,烹调成质地细软、容易消化的膳食。制定合理膳食制度,学龄前儿童胃容量小、活泼好动、容易饥饿,以一日"三餐两点"制为宜。培养健康的饮食习惯,养成不偏食、不挑食、少零食,细嚼慢咽,不暴饮暴食,口味清淡的健康饮食习惯。

3. 学龄前儿童应避免的食物　整粒的硬果,如花生、瓜子、杏仁、豆类等易误入气管而引起窒息,应煮烂、磨碎或制酱后食用。带刺和骨的食物,可能哽住食管或引起咽和食管的损伤,应去刺、去壳、去骨后食用。油炸食品不易软化,会损伤儿童口腔和咽部黏膜,引起口腔和咽部慢性感染,应尽量少吃或不吃。产气性食物易引起胀气且不易消化,应少食用。含酒精的饮料,含咖啡因的浓茶、咖啡、可乐,刺激性调味品等不适合儿童食用。

4. 幼儿园膳食管理　幼儿园是学龄前儿童生活的主要场所,对学龄前儿童营养及体格发育负有主要责任。加强托幼机构儿童膳食管理是保证学龄前儿童获得良好营养的前提。幼儿园应成立儿童膳食管理委员会,对幼儿膳食计划、食谱制订、食物购买渠道等进行管理、监督和评价,提出针对性改进措施,定期向家长汇报儿童膳食状况。定期对炊管人员、保教人员进行食物营养与安全培训,对炊管人员、保教人员的食物营养和安全知识掌握与执行情况进行考核,使其真正重视幼儿的营养与食品安全。在营养师或卫生保健人员指导下制订幼儿园膳食计划,并按周编制食谱,每周食谱应在上一周周末公布,使家长了解,做到幼儿园膳食和家庭膳食互补,使幼儿获得最好的营养。应对幼儿膳食实施过程的卫生进行全程监督和指导,保证食品安全。按季度对幼儿膳食营养进行评估,并提出改进意见。

5. 学龄前儿童健康饮食行为的培养　营造良好的进餐环境。精心制作和烹调食物。家长以身作则,耐心诱导。通过图片或模型将食物种类、食物来源、食物营养、食物季节、食物选择等知识传授给学龄前儿童,让儿童在学习中产生对食物的兴趣。

(三)学龄儿童与青少年饮食行为

1. 学龄儿童与青少年常见营养问题　农村地区可能因食物供应不足,或者营养知识缺乏、饮食行为不合理,导致学生膳食质量差,引起营养不良。个别有感染性疾病、消化道疾病的患儿,由于营养需要或消耗增加,消化、吸收功能障碍等,引起营养不良。由于久坐少动、不吃早餐、西式快餐、进食速度过快等,可能引起营养过剩或肥胖。膳食铁摄入不足、需要量增加或因疾病致体内铁丢失过多等,可引起缺铁性贫血。青春期对碘的需要量增加,土壤、饮水等自然环境中缺碘、膳食碘含量不足、药物因素影响碘的利用等因素均可导致儿童青少年碘缺乏病。

2. 学龄儿童膳食指南　保证吃好早餐。应该让孩子吃饱和吃好一日三餐,尤其是早餐,食量应占全天的1/3。少吃零食,饮用清淡饮料,控制糖的摄入。增加户外活动,避免发胖。

3. 青少年膳食指南　多吃谷类，供给充足的能量。保证鱼、肉、蛋、奶、豆类和蔬菜的摄入，以供给足够的宏量和微量营养素。参加体力活动，避免盲目节食。

4. 儿童青少年的饮食行为　调查发现，我国儿童青少年不吃早餐者占有相当大的比例，主要原因有：没有足够的时间、早起没有食欲、得不到早餐、不喜欢早餐中的食物、节食减肥等。喜吃零食，喜好快餐食品，如方便面、方便饭、西式快餐等。喜喝饮料，如碳酸饮料、茶、咖啡、果汁、运动饮料及含酒精饮料。

（四）老年人饮食行为

1. 老年人容易发生的营养问题　老年人随着年龄的增加，咀嚼功能下降，消化液分泌减少，胃肠道扩张和蠕动功能减退，消化吸收功能受到影响，同时肾功能会出现不同程度的减退，尿的浓缩功能、废物排泄功能受到影响，易出现负氮平衡、钙缺乏和体液紊乱等症状，建议选择优质蛋白质和钙含量丰富的食物，如豆类、牛奶、瘦肉等，并应注意水液的补充。老年人食量下降，易引起微量元素摄入不足，影响机体正常生理功能，必要时可以使用营养补充剂。

2. 运动与活动　老年人体育运动和户外活动减少，使食欲减退、食量降低，引起营养素摄入不足，影响体内各系统的正常活动。适量的有氧运动能够使老年人保持良好的身心状态，步行是首选的运动方式。

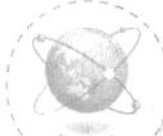

知识链接

什么人不适合吃海鲜类食品

过敏体质的人　海鲜类食品是我国第一大类过敏源，其过敏的频率高、症状复杂，过敏体质的人应慎食。

体质虚弱的人　虾蟹类食物多性寒，而体质虚弱的人消化功能不太好，一次吃过多的海鲜类食品易造成消化不良，引起腹痛、腹泻等症状。

痛风患者　海鲜类食品中胆固醇和嘌呤含量高，是痛风发生的危险因素。

肾功能不全患者　海鲜类食品中蛋白质含量较高，容易增加肾脏的负担。

三、饮食行为的影响因素

（一）食物可获得性

首先取决于食物的供给。食物的供给受地理、气候等环境因素，耕种、收割、运输、保存、加工等技术以及社会、经济因素的影响，从而影响人们的饮食行为。随着新技术的推广，我国粮食、蔬菜水果等食物的产量不断增加，食物保存的新技术如罐装、真空保鲜、冷冻保鲜、冷冻干燥等广泛应用，人们的饮食行为也在不断发生变化。从营养学角度来看，速冻食品比罐头食品、腌制食品保存的营养素要多，但长久食用仍然会出现营养不均衡，应适当增加新鲜蔬菜水果的摄入量，以保证维生素和膳食纤维的供给。

其次，由于种族、宗教信仰、风俗习惯的不同，人们对“可食性”食物的定义不同，选择食物的方式也有所区别，如中国汉族人大多喜欢吃猪肉，而信仰伊斯兰教的回族从不吃猪肉。

（二）家庭购买力

随着社会的发展，人们所需要的食物大部分从市场上购买。家庭购买力反映一个家庭经济收入状况，常用恩格尔系数来表示，即指一个家庭用于食品支出总额占家庭消费总金额的比例。

$$恩格尔系数(\%)=\frac{食品支出总额}{家庭或个人消费支出总额}\times 100\%$$

恩格尔系数反映居民收入和食品支出之间的关系，用以说明经济发展、收入增加对生活消费的影响程度，衡量一个国家或地区人民生活水平的状况。根据FAO提出的标准，恩格尔系数在59%以上为贫困；50%~59%为温饱；40%~50%为小康；30%~40%为富裕；低于30%为最富裕。近年来，随着经济和国民收入快速增长，我国居民消费的恩格尔系数正在不断下降。

(三) 食物喜好

指人们对某种食物的喜好程度。在食物供应充足和购买力允许的前提下，食物的喜好对食物的选择起决定作用。

人们对食物的喜好受遗传因素的影响，刚出生的新生儿就对甜味和苦味表现出不同的表情。随着对各种食物的体验，人们对食物的好恶逐渐形成。由于受食物的味道、气味、外观和对食物的熟悉程度等因素影响，人们对食物的喜好与否还会不断改变。

食物本身的色、香、味、形等感官性状与人们的饮食行为有密切联系。食物良好的感官性状可以通过人体感觉器官感受刺激，影响机体状况的改变，促进消化液分泌，引起食欲。

调查显示，有一半以上的儿童青少年存在食物喜好，特别喜欢的食物主要有水果、肉类、甜食、西式快餐和米饭，不喜欢的食物主要有肥肉、鱼、调料、苦瓜、绿色蔬菜等，造成儿童青少年对食物存在好恶的主要因素有食物的味道、气味、家庭食用频率、营养和外观。

父母或照看人把食物当作奖励、惩罚或安慰，这种非营养目的的食物使用，可以影响儿童青少年对食物的喜欢与否。

(四) 食物营养观念和知识

人们对于饮食、营养和健康的认识，直接影响到食物的选择、消费和烹调加工，从而影响营养素的摄入，对人体健康产生直接作用。因此，开展营养与食品安全知识咨询和营养教育是公共营养工作必不可少的内容。

(五) 传播媒介

电视、电影、互联网以及报纸、期刊、书籍等传播媒体对食物美味、功效的诱人描写，会影响人们对食物的选择和消费，从而影响和改变人们的饮食行为和生活方式。

(六) 家庭成员或同伴

儿童对食物的接受往往模仿父母或家中其他成年人，因此父母的饮食行为会直接影响儿童青少年的饮食行为。就餐时，父母或照看人口头提示或教育孩子吃什么，会改变孩子对食物的喜好，引起其饮食行为的变化。父母在准备食物时，尽量考虑食物的多样和均衡，同时应特别注意食物的烹调，帮助孩子从小养成广泛食用多种食物的良好习惯。

儿童对食物的喜好、选择和消费的行为受同伴的影响很大，年龄越小，这种影响越大。父母亲可利用这一特点，纠正孩子挑食、偏食的习惯。

(七) 外界环境因素

就餐时间、进餐环境对食物的选择、食物的摄入量等均有一定的影响。

(八) 心理、情绪因素

人的情绪可以影响其对食物的选择和消费，生气、紧张、孤独、忧郁时人的食欲发生变化，这些情绪状态对食欲的影响存在个体差异。就餐时批评教育孩子，会导致食欲下降或消

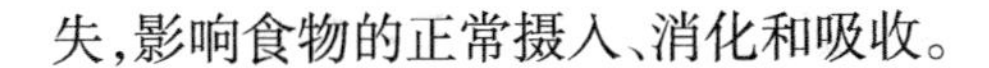

失，影响食物的正常摄入、消化和吸收。

四、健康饮食行为的培养

一个人的饮食行为在儿童青少年时期发展和形成，且会持续一生。健康的饮食行为可以促进人的健康、生长发育和智力发育。因此，培养儿童青少年的健康饮食行为，对其一生的健康起着至关重要的意义。

（一）家庭教育

多项研究表明，父母通过口头、行为影响孩子饮食观念和行为的形成，因此从小培养孩子健康的饮食行为需要家长作表率。

家长以身作则，用健康的饮食行为为孩子做榜样，如每天坚持吃早餐、不挑食、不偏食、不过度饮酒等。从小让孩子尝试不同种类的食物，避免孩子形成食物偏爱。让孩子参与食物的选择、购买、加工烹调和分配过程，使其对这些过程产生感性认识。利用食物选择、购买、加工和进餐的机会，向孩子介绍食物和营养的知识，让他们形成健康的饮食观念。

（二）社会教育

完善国家关于食品卫生与营养支持的政策。建立完善的公共营养工作体系。广泛开展营养知识宣传教育和营养咨询服务。利用新闻媒体，正面宣传食物营养与健康的知识和观念。

第三节　膳食营养素参考摄入量

人体每天需要从食物中摄取各种必需营养物质。由于年龄、性别、生理及劳动强度不同，对营养素的需要量有所不同。一个人如果某种营养素长期摄入不足或过量，可能产生相应的营养不良或营养过剩甚至毒副作用。科学安排每日膳食以提供数量和质量适宜的营养素，有助于人体健康。为了达到这个目标，经过长期实践和研究，中国营养学会制订了适用于不同年龄、性别、劳动强度、生理状态人群的膳食营养素参考摄入量（DRIs），并于2013年修订公布。

一、膳食营养素参考摄入量的基本概念

膳食营养素参考摄入量（DRIs）是一组每日平均膳食营养素摄入量的参考值。它是在推荐的营养素供给量（RDAs）基础上发展起来的，既是衡量所摄入的营养素是否适宜的标准，又是帮助个体和人群制订膳食计划的重要依据。

中国居民膳食营养素参考摄入量（DRIs）包括四项内容：平均需要量、推荐摄入量、适宜摄入量和可耐受最高摄入量。

（一）平均需要量

平均需要量（EAR）是群体中各个个体需要量的平均值，根据个体需要量的研究资料计算得到，指某一特定性别、年龄及生理状况群体中50%个体对某种营养素需要量的平均值。这一摄入水平能满足群体中50%成员对该营养素的需要，不能满足另外50%个体对该营养素的需要。EAR是制订推荐摄入量的基础。

（二）推荐摄入量

推荐摄入量（RNI）相当于传统使用的RDA，是指可以满足某一特定性别、年龄及生理状

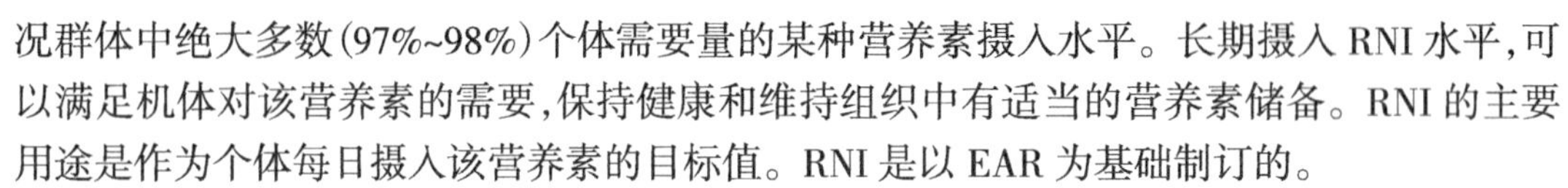

况群体中绝大多数(97%~98%)个体需要量的某种营养素摄入水平。长期摄入RNI水平,可以满足机体对该营养素的需要,保持健康和维持组织中有适当的营养素储备。RNI的主要用途是作为个体每日摄入该营养素的目标值。RNI是以EAR为基础制订的。

(三)适宜摄入量

适宜摄入量(AI)是指通过观察或实验获得的健康人群某种营养素的摄入量。例如纯母乳喂养的足月产健康婴儿,从出生到4~6个月,他们的营养素主要来自母乳,母乳中供给的营养素量就是这个阶段婴儿各种营养素的适宜摄入量(AI)值。AI的主要用途是作为个体营养素摄入量的目标,制订AI时不仅考虑到预防营养素缺乏的需要,同时也考虑到减少某些疾病患病风险。

AI与RNI相似之处在于两者都用作个体摄入量目标,能够满足目标人群中几乎所有个体的需要。两者区别在于AI的准确性不如RNI,可能明显高于RNI,使用时要特别小心。在个体需要量的研究资料不足,没有办法计算出EAR,而不能求得RNI时,可设定适宜摄入量(AI)来代替RNI。

(四)可耐受最高摄入量

可耐受最高摄入量(UL)是指平均每日可以摄入某营养素的最高限量。“可耐受最高摄入量”指这一剂量在生物学上一般是可以耐受的,对一般人群中几乎所有个体都不至于损害健康,但并不表示此摄入水平对健康有益。当摄入量超过UL且进一步增加时,损害健康的危险性会随之增大。对大多数营养素而言,健康个体摄入量超过RNI或AI水平不会有更多的益处,因此UL不是一个建议的摄入水平。

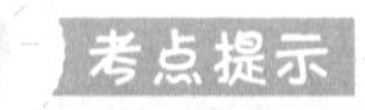

考点提示

膳食营养素参考摄入量

许多营养素还没有足够的资料来制订其UL,故没有UL并不意味着过多摄入没有潜在的危害。

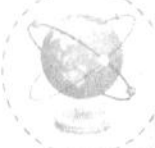

知识链接

制订营养素参考摄入量的方法

动物实验研究:用动物模型进行营养素需要量的研究,可以很好地控制营养素摄入水平、环境条件、遗传因素等,获得准确的数据。

人体代谢研究:在代谢实验室中进行人体研究,此方法可以严格掌握受试者营养素的摄入量和排出量,并且可以重复采取血样等,来测定营养素摄入量和有关生物标志物间的关系。

人群观察研究:对特定的人群进行流行病学观察,能够比较直接地反映营养素摄入量与疾病风险的相关性。但是相关并不能确定因果关系。

临床实验研究:把受试对象随机分组,摄入不同水平的营养素进行临床试验,可以限制在人群观察研究中遇到的混杂因素影响,不仅可以控制已知混杂因素,而且可以控制未知的可能有关的因素,可以更为敏感地发现在人群观察研究中不能发现的影响。

二、膳食营养素参考摄入量的应用

DRIs是应用于健康人的膳食营养标准,其应用包括评价膳食和计划膳食两个部分。

(一) 用膳食营养素参考摄入量进行膳食质量评价

当群体平均摄入量达到 EAR 水平时,人群中有半数个体的需要量可以得到满足;当摄入量达到 RNI 时,几乎所有个体都没有发生缺乏的危险;营养素含量在 RNI~UL 间为安全摄入范围;摄入量超过 UL 水平且进一步增加时,产生不良反应的可能性会随之增加。DRIs 各项指标在膳食质量评价中的应用见表 1-2。

表 1-2 应用 DRIs 评价个体和群体营养素摄入量

DRIs 指标	针对个体	针对群体
EAR	检查日常摄入量不足的概率	用于计划群体膳食,控制摄入不足的人群比例在较低水平
RNI	日常摄入量达到或超过此水平则摄入不足的概率很低	不用于评价群体的摄入量
AI	日常摄入量达到或超过此水平则摄入不足的概率很低	平均摄入量达到或超过此水平表明该人群摄入不足的概率很低
UL	日常摄入量超过此水平可能面临健康风险	估测人群中面临过量摄入健康风险的人所占的比例

(二) 用膳食营养素参考摄入量制订膳食计划

膳食计划包括个体食物选择与餐饮安排计划、群体食物购买与食谱安排计划,或者是更大规模的计划,如政府部门制定地区性营养改善计划、食品援助计划、营养教育计划、指导食品加工和营养标签等。DRIs 各项指标在膳食计划中的应用见表 1-3。

表 1-3 应用 DRIs 计划膳食

DRIs 指标	针对健康个体	针对健康群体
EAR	不作为计划个体的摄入量目标	平均摄入量低于此水平,人群膳食营养素摄入不足
RNI	计划摄入量达到或超过此水平,出现摄入不足的概率很低	不用于计划群体摄入量
AI	计划摄入量达到或超过此水平,出现摄入不足的概率很低	用以计划平均摄入量水平; 平均摄入量达到或超过此水平,摄入不足者比例很低
UL	计划日常摄入量低于此水平,避免摄入过量可能造成的危害	用作计划指标,使人群中有摄入过量风险的比例很小

应用 DRIs 计划膳食摄入量时,需要参考制订膳食营养素 DRIs 时所采用的标准和步骤,考虑影响营养素生物利用率的诸多因素,如膳食构成、营养素来源、消费者的生理状况、生活方式等。

本章小结

本章主要学习了公共营养的概念、特点、工作目的和工作内容,公共营养师(四级)的职业素质、职业能力和职业资格要求,日常饮食行为的特点、影响因素以及健康饮食行为的养成,膳食营养素参考摄入量的概念、常用指标及应用等知识。通过学习,让学生对公共营养的岗位有了初步认识,为《公共营养》各章节内容学习奠定基础。

(蒋连芬)

目标测试

A1 型题

1. 公共营养是研究
   A. 机体营养规律及改善措施的科学
   B. 如何适应自然环境来解决人类营养问题的理论、实践和方法
   C. 如何适应自然环境来解决人类食物安全问题的理论、实践和方法
   D. 如何适应现实社会生活来解决人类营养问题的理论、实践和方法
   E. 如何适应现实社会生活来解决人类食物营养问题的理论、实践和方法
2. 公共营养密切结合生活实际,其研究对象是
   A. 某个个体　　B. 某一特殊人群
   C. 某一限定区域内的某个个体　　D. 某一限定区域内的特殊人群
   E. 某一限定区域内的各种人群
3. 对公共营养师职业素质基本要求为
   A. 遵纪守法、诚实守信、团结协作
   B. 忠于职守、爱岗敬业、钻研业务
   C. 认真负责、服务于民、平等待人
   D. 科学求实、精益求精、开拓创新
   E. 以上都是
4. 有关饮食行为的说法,正确的是
   A. 饮食行为反映个体进食的方式
   B. 饮食行为反映个体进食食物的种类和数量
   C. 饮食行为是指受食物和健康观念支配的人类摄食活动
   D. 坚持一日三餐制就是健康的饮食行为
   E. 不饮酒、不抽烟、坚持在家就餐就是健康的饮食行为
5. 对健康饮食行为的养成有促进作用的是
   A. 父母每天坚持吃早餐、不挑食、不偏食
   B. 经常给孩子尝试不同种类的食物
   C. 让孩子参与食物的选择、制作和分配
   D. 给孩子介绍食物的营养价值
   E. 以上均可

6. 当一个人群的某种营养素平均摄入量达到平均需要量(EAR)水平时,人群中有多少个体的需要量可以得到满足

   A. 30%　　B. 50%　　C. 60%　　D. 70%　　E. 90%

7. 下列说法错误的是
   A. 人体每天都需要从膳食中获得一定量的各种必需营养成分,如果人体长期摄入某种营养素不足就有发生该营养素缺乏的危险
   B. 当摄入量达到 RNI 水平时,几乎所有个体都没有发生缺乏症的危险
   C. 当摄入量达到 RNI 水平后,继续增加摄入量更有益于人体健康
   D. 当摄入量水平介于 RNI 和 UL 之间时,对人体是安全的

E. 摄入量超过 UL 水平时,如果再继续增加,对人体的安全性降低

8. DRIs 是一组每日平均膳食营养素摄入量的参考值,不属于 DRIs 指标的是

A. 推荐的每日膳食营养摄入量　　B. 平均需要量

C. 推荐摄入量　　D. 适宜摄入量

E. 可耐受最高摄入量

9. 下列说法错误的是

A. EAR 主要用于计划和评估群体的膳食

B. RNI 是个体适宜营养素摄入水平的参考值,是健康个体膳食摄入营养素的目标

C. AI 主要用于个体营养素摄入目标,同时用作限制过多摄入的标准

D. UL 主要用于检查群体摄入量过高的可能,避免发生中毒

E. 多数情况下,UL 包括膳食、强化食品和添加剂等各种来源营养素之和

第二章 平衡膳食

学习目标

1. 掌握：平衡膳食的概念、基本要求；中国居民平衡膳食宝塔的应用。
2. 熟悉：中国居民膳食指南的基本内容；膳食调配的原则。
3. 了解：膳食结构的类型；中国膳食结构的特点。

合理营养是健康的物质基础，平衡膳食是合理营养的根本途径。长期的不均衡膳食，可造成某些营养素的缺乏或过量，也可导致慢性疾病的发病率上升。因此，合理营养、平衡膳食对改善人们健康状况，减少或预防疾病的发生，提高国民身体素质具有重要的意义。

第一节 平衡膳食的基本要求

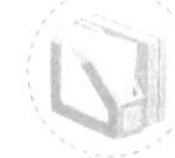

案例

小亮，男，18岁，大一学生。医院体检结果：身高170cm，体重81kg，轻度脂肪肝。医生了解到他平时喜爱吃肉、油炸食品、甜点、快餐，很少吃蔬菜；经常连续长时间打游戏，小学三年级以后除了学校的体育课，平时很少运动。

请问：1. 小亮同学的饮食习惯是否健康？

2. 如何对小亮进行营养健康指导？

健康的身体离不开合理营养，日常生活如何提供满足人体需要的平衡膳食是达到合理营养的关键。

一、平衡膳食的概念

平衡膳食也称均衡膳食、合理膳食，指全面达到营养供给量的膳食。该膳食包括两层含义：①膳食中提供的营养素和能量达到了人体营养素生理需要量；②膳食中的各种食物之间保持适当比例，其营养素之间能够建立起生理上的平衡。合理选择食物，并将各种食物调配成平衡膳食，才能达到合理营养、促进健康的目的。

营养素生理需要量是指维持正常生理功能所需要的营养素的量。这是长期的膳食调查、营养生理生化试验，结合机体的不同生理情况和劳动条件而制订的。营养素供给量是在生理需要量的基础上考虑了人群的安全率、饮食习惯、食物生产、社会条件及经济条件等因素而制订的适宜数量，因而营养素供给量略高于营养素生理需要量。

二、平衡膳食的基本要求

1. 满足机体所需要的能量和各种营养素　能量和营养素不仅要维持机体新陈代谢、生长发育等基本生命活动的需要，还要满足机体有效地完成工作、生活的消耗需要。人体所需要的能量和各种营养素不能出现不足或过量，以免引起人体营养缺乏症或过多症。

2. 食物对人体无毒无害、保证安全　为了保证人民的生存质量，食物不应含有对人体造成危害的各种有害因素，食品中的微生物、有害成分、化学物质、农药残留、食品添加剂、真菌及其毒素等应符合中华人民共和国食品卫生标准之规定（GB）。

3. 科学的加工烹调　食物经烹调加工后具有良好的色、香、味、形等感官性状，能增进食欲，易于消化吸收，同时可杀灭有害的微生物，预防食源性疾病，并具有一定饱腹感。在加工烹调中应尽量减少营养素的损失。

4. 合理的膳食制度　膳食制度是把每天食物定质、定量、定时地分配给人们食用的一种制度。膳食制度要根据生理需要、生活劳动特点来适当安排。按我国人民的生活习惯，正常情况下，一日三餐，两餐相隔4~5小时为宜，进餐时间应与生活和工作制度相配合。各餐食物数量分配建议：早餐占全天总能量的25%~30%，午餐占40%，晚餐占30%~35%。早餐食品可选体积小又富含能量的食物；午餐食品应含能量最高，可选富含蛋白质、脂肪的食物；晚餐选能量稍低，且易消化的食物。

5. 良好的进餐环境　进餐的环境应整洁、安静，气氛应轻松愉快。

三、平衡膳食的组成

1. 食物品种多样、数量充足　平衡膳食必须包括五大类食物，即粮豆类、动物性食物类、乳类、水果蔬菜类和烹调油类。同类食物中的品种要经常更换，每日食物种类达到20种以上。

2. 能量来源比例合理　一方面要求供能食物来源构成合理，一般认为粮谷类占60%~70%，薯类占5%~10%，豆类占5%，动物类占20%~25%；另一方面要求三大供能营养素的比例合理，碳水化合物、蛋白质、脂肪的供能比各占供能总量的55%~65%、10%~12%（儿童12%~15%）、20%~30%（儿童25%~30%）。

3. 蛋白质来源搭配合理　膳食中优质蛋白质（动物蛋白和大豆蛋白）摄入比例应大于1/3，对于老年人、儿童及病人等特殊人群，要求达到1/2。

4. 脂肪来源组成合理　膳食中植物性脂肪与动物性脂肪的比例为60%与40%，以保证必需脂肪酸的需要量。饱和脂肪酸不应超过总能量的10%。

5. 其他营养素的来源与摄入量要合理　其他营养素的摄入应以营养素参考摄入量的标准为宜。铁、钙等矿物质还应注意其来源和吸收率。维生素A至少应有1/3来自动物性食物。有些营养素如维生素A、维生素B_2等容易发生摄入量不足，应适当补充。

第二节　膳食结构与膳食指南

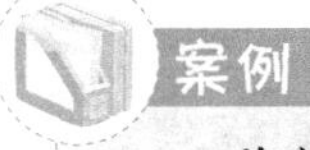

案例

营养研究小组到我国沿海某地区开展膳食调查，发现该地区居民日常膳食中谷

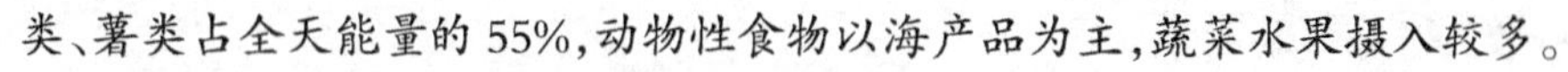

类、薯类占全天能量的55%，动物性食物以海产品为主，蔬菜水果摄入较多。

请问：1. 该地区的膳食结构是否合理？

2. 该膳食结构的特点是什么？

膳食结构是合理营养的基础。为了帮助人们合理选择食物，调配平衡膳食，达到合理营养、促进健康的目的，许多国家制定了膳食指南。

一、膳食结构

膳食结构也称膳食模式，是指膳食中各类食物的数量及其在膳食中所占的比重。它是膳食质量与营养水平的物质基础，不仅反映了人们的饮食习惯、生活水平的高低，而且反映出一个民族的传统文化，一个国家的经济发展和一个地区的环境、资源等多方面的情况，是社会经济发展的重要特征。

一个国家或地区膳食结构的形成与当地的生产力发展水平，文化、科学知识水平以及自然环境等多方面的因素有关。不同的历史时期、不同的国家或地区、不同社会阶层的人们，膳食结构往往有很大的差异。

影响膳食结构的因素是逐渐变化的，通过适当的干预可以促使其向更利于健康的方向发展。但是这些因素的变化是比较缓慢的，所以一个国家、民族或人群的膳食结构具有相对的稳定性。

（一）膳食结构的类型

根据膳食中动物性、植物性食物所占的比重，以及能量、蛋白质、脂肪和碳水化合物的供给量作为划分膳食结构的标准，可将世界不同地区的膳食结构分为以下 3 种类型：

1. 以动物性食物为主的模式　是经济发达国家模式，属于营养过剩型膳食，以欧美等发达国家为代表。该类型以动物性食物为主，动物性食物提供的能量达到总能量的 50%，谷类等植物性食物所提供的能量较少，属于高能量、高脂肪、高蛋白的营养过剩类型。这种膳食结构的后果易引起肥胖病、高血压、冠心病、糖尿病等疾病的高发。

2. 以植物性食物为主的模式　是东方型膳食，即温饱型模式，以发展中国家为代表。该类型以植物性食物为主，动物性食物为辅，谷类、根茎类等食物提供的能量占总能量的 80% 以上，肉类等动物性食物极少。这类膳食的结果是容易出现蛋白质、能量营养不良，以致体质低下，劳动能力降低等。

3. 动植物食物比例适当的模式　即营养型模式，以日本为代表。其膳食中以植物性食物为主，动物性食物占有一定的比重，其中 50%~60% 能量由植物性食物所提供，40%~50% 蛋白质来源于动物性食物。这种膳食结构既保留了东方膳食的特点，又吸取了西方膳食的长处，膳食结构基本合理。这类膳食人群心血管疾病等发病率较低，营养缺乏病较少见。

知识链接

地中海式膳食结构

该膳食结构是居住在地中海地区的居民所特有的，以意大利、希腊、西班牙等国家为代表。其膳食结构的特点是富含植物性食物，包括水果、蔬菜、土豆、谷类、豆类、果仁等；食物的加工程度低，新鲜程度较高，新鲜水果是典型的餐后食品；橄榄油是主要的食用油，脂肪提供能量占膳食总能量25%~35%，饱和脂肪酸所占的比例较低，为7%~8%；每天食用适量的奶酪或酸奶，经常吃适量的鱼、禽、蛋，而牛肉、猪肉、羊肉等红肉吃得较少；大部分成年人有饮用葡萄酒的习惯。地中海地区居民心脑血管疾病发病率低。该膳食结构成为WHO推荐的饮食模式，各国纷纷参照这种膳食模式改进自己国家的膳食结构。

（二）中国膳食结构的特点

当前中国居民的膳食仍然以植物性食物为主，动物性食物为辅。由于中国幅员辽阔，人口众多，地区经济发展不均衡，各地区、各民族以及城乡之间的膳食结构存在很大的差别，富裕地区与贫困地区差别较大。

1. 我国膳食结构的优点

(1) 高碳水化合物：我国南方居民以大米为主食，北方以麦粉为主食，谷类食物供能比例占70%以上。

(2) 高膳食纤维：谷类食物和蔬菜中所含膳食纤维丰富，因此我国居民膳食纤维的摄入量也很高。这也是我国传统膳食具备的优势之一。

(3) 低动物脂肪：我国居民传统的膳食中动物性食物的摄入量很少，动物脂肪的供能比例一般在10%以下。

(4) 豆类及豆制品的摄入，补充了一部分优质蛋白质和钙。

(5) 饮茶、吃水果、甜食少，减少了糖的过多摄入。

(6) 丰富的调料，如葱、姜、蒜、辣椒、醋等，具有杀菌、降脂、增加食欲、帮助消化等诸多功能。

2. 我国膳食结构存在的主要问题

(1) 牛奶及奶制品摄入不足，缺钙严重：牛奶的营养价值很高，又是钙的最好来源。

(2) 缺乏牛瘦肉、羊瘦肉、鱼等动物性食品，导致优质蛋白质摄入不足。

(3) 食盐摄入量高：我国居民每人每天食盐摄入量平均为13.5g，明显高于WHO在关于防治高血压、冠心病的建议中提出的每人每天食盐摄入量在6g以下的标准。此外，白酒的消耗量过多。

(4) 部分食品加工烹调不合理：如经常食用腌制食物和熏烤食物。谷类食物加工过细，以致损失了大量的膳食纤维和维生素。

近年来，中国的膳食结构发生了很大的变化，居民的营养膳食状况得到了明显的改善。2002年全国营养调查结果表明，我国人均能量摄入量为9.428MJ（2253kcal），蛋白质66g，脂肪76g，已基本满足人体营养的需要，城乡食物消费正处在温饱型向小康型的过渡时期。由于经济发展的不平衡，以及人群营养知识不足，出现了营养缺乏病和营养过剩性疾病并存的现状。脂肪摄入量增加明显，部分城市居民存在能量过剩问题，导致肥胖症和高脂血症等。

二、中国居民膳食指南

为了指导居民合理选择食物，达到“平衡膳食、合理营养、促进健康”的目的，中国营养学会制订了《中国居民膳食指南》（2007）》。

膳食指南也称膳食指导方针或膳食目标，是根据营养学原则，提出的一组以食物为基础

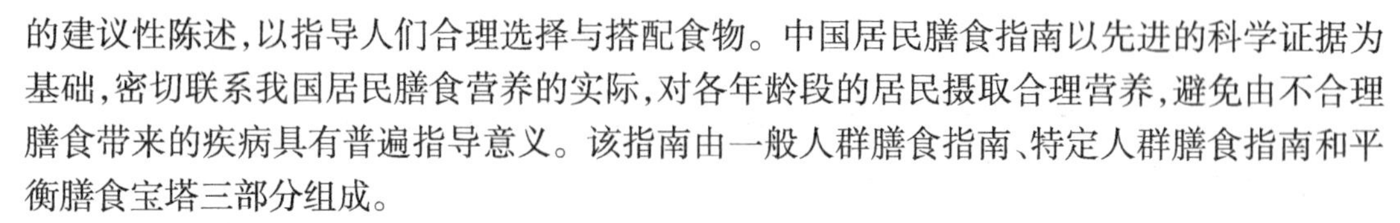

的建议性陈述，以指导人们合理选择与搭配食物。中国居民膳食指南以先进的科学证据为基础，密切联系我国居民膳食营养的实际，对各年龄段的居民摄取合理营养，避免由不合理膳食带来的疾病具有普遍指导意义。该指南由一般人群膳食指南、特定人群膳食指南和平衡膳食宝塔三部分组成。

（一）一般人群膳食指南

一般人群膳食指南适用于6岁以上的人群，共有10个条目。

1. 食物多样，谷类为主，粗细搭配　谷类食物是中国传统膳食的主体，是人体能量的主要来源，也是最经济的能源食物。坚持谷类为主，就是为了保持我国膳食的良好传统，避免高能量、高脂肪和低碳水化合物膳食的弊端。人们应保持每天适量地摄入谷类食物，一般成年人每天摄入250~400g为宜。另外要注意粗细搭配，经常吃一些粗粮、杂粮和全谷类食物，每天最好能吃50~100g。稻米、小麦不要研磨得太精，否则谷类表层所含维生素、矿物质等营养素和膳食纤维大部分会流失到糠麸之中。

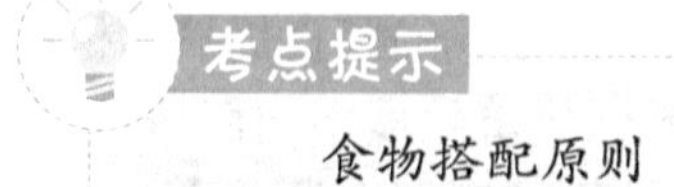

2. 多吃蔬菜、水果和薯类　新鲜蔬菜水果是人类平衡膳食的重要组成部分，也是我国传统膳食重要特点之一。蔬菜水果是维生素、矿物质、膳食纤维和植物化学物质的重要来源，水分多、能量低。薯类含有丰富的淀粉、膳食纤维以及多种维生素和矿物质。富含蔬菜、水果和薯类的膳食对保持身体健康，保持肠道正常功能，提高免疫力，降低患肥胖、糖尿病、高血压等慢性疾病风险具有重要作用，所以近年来各国膳食指南都强调增加蔬菜和水果的摄入种类和数量。推荐我国成年人每天吃蔬菜300~500g，最好深色蔬菜约占一半，水果200~400g，并注意增加薯类的摄入。

3. 每天吃奶类、豆类或其制品　奶类营养成分齐全，组成比例适宜，容易消化吸收。奶类除含丰富的优质蛋白质和维生素外，含钙量较高，且利用率也很高，是膳食钙质的极好来源。建议每人每天饮鲜奶300g或相当量的奶制品，对于饮奶量更多或有高血脂和超重肥胖倾向者应选择低脂、脱脂奶及其制品。

大豆含丰富的优质蛋白质、必需脂肪酸、B族维生素、维生素E和膳食纤维等营养素，且含有磷脂、低聚糖，以及异黄酮、植物固醇等多种植物化学物质。大豆是重要的优质蛋白质来源。为提高农村居民的蛋白质摄入量及防止城市居民过多消费肉类带来的不利影响，应适当多吃大豆及其制品。建议每人每天摄入30~50g大豆或相当量的豆制品。

4. 常吃适量的鱼、禽、蛋和瘦肉　鱼、禽、蛋和瘦肉均属于动物性食物，是人类优质蛋白质、脂类、脂溶性维生素、B族维生素和矿物质的良好来源，是平衡膳食的重要组成部分。目前我国部分城市居民食用动物性食物较多，尤其是食入的猪肉过多，应调整肉食结构，适当多吃鱼、禽肉，减少猪肉摄入。相当一部分城市和多数农村居民平均吃动物性食物的量还不够，应适当增加。推荐成人每日摄入量：鱼虾类50~100g，畜禽肉类50~75g，蛋类25~50g。

5. 减少烹调油用量，吃清淡少盐膳食　脂肪是人体能量的重要来源之一，并可提供必需脂肪酸，有利于脂溶性维生素的消化吸收，但是脂肪摄入过多是引起肥胖、高血脂、动脉粥样硬化等多种慢性疾病的危险因素之一。膳食盐的摄入量过高与高血压的患病率密切相关。食用油和食盐摄入过多是我国目前城乡居民共同存在的营养问题。为此，建议我国居民应养成吃清淡少盐膳食的习惯，即膳食不要太油腻，不要太咸，不要摄食过多的动物性食物和油炸、烟熏、腌制食物。建议每人每天烹调油用量不超过25g或30g；食盐摄入量不超过6g，包括酱油、酱菜中的食盐量。

6. 食不过量，天天运动，保持健康体重　进食量和运动是保持健康体重的两个主要因素，食物提供人体能量，运动消耗能量。如果进食量过大而运动量不足，多余的能量就会在体内以脂肪的形式积存下来，增加体重，造成超重或肥胖；相反若食量不足，可由于能量不足引起体重过低或消瘦。体重过高和过低都是不健康的表现，易患多种疾病，缩短寿命。所以，应保持进食量和运动量的平衡，使摄入的各种食物所提供的能量既能满足机体需要，而又不造成体内能量过剩，使体重维持在适宜范围。

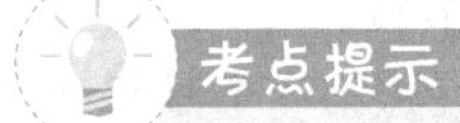

进食与运动相平衡

7. 三餐分配要合理，零食要适当　合理安排一日三餐的时间及食量，进餐定时定量。早餐提供的能量应占全天总能量的25%~30%，午餐应占40%，晚餐应占30%~35%，可根据职业、劳动强度和生活习惯进行适当调整。

一般情况下，早餐安排在6:30~8:30，午餐在11:30~13:30，晚餐在18:00~20:00进行为宜。要天天吃早餐并保证其营养充足，午餐要吃好，晚餐要适量。不暴饮暴食，不经常在外就餐，尽可能与家人共同进餐，并营造轻松愉快的就餐氛围。

零食作为一日三餐之外的营养补充，可以合理选用，但来自零食的能量应计入全天能量摄入之中。

考点提示

三餐分配原则

8. 每天足量饮水，合理选择饮料　水是膳食的重要组成部分，是一切生命必需的物质，在生命活动中发挥着重要功能。一般来说，健康成人每天需要水2500ml左右。在温和气候条件下生活的轻体力活动的成年人每日最少饮水1200ml（约6杯）。在高温或强体力劳动的条件下，应适当增加。饮料多种多样，需要合理选择，有些饮料添加了一定的矿物质和维生素，适合热天户外活动和运动后饮用。有些饮料只含糖和香精香料，营养价值不高。多数饮料都含有一定量的糖，大量饮用特别是含糖量高的饮料，会在不经意间摄入过多能量，造成体内能量过剩。有些人尤其是儿童青少年，每天喝大量含糖的饮料代替喝水，是一种不健康的习惯，应当改正。

9. 如饮酒应限量　白酒基本上是纯能量食物，不含其他营养素。无节制的饮酒，会使食欲下降，食物摄入量减少，以致发生多种营养素缺乏、急慢性酒精中毒、酒精性脂肪肝，严重时还会造成酒精性肝硬化。若饮酒尽可能饮用低度酒，并控制在适当的限量以下，建议成年男性一天饮用酒的酒精量不超过25g，成年女性一天饮用酒的酒精量不超过15g。孕妇和儿童青少年应忌酒。

10. 吃新鲜卫生的食物　食物放置时间过长就会引起变质，可能产生对人体有毒有害的物质。另外，食物中还可能含有或混入各种有害因素，如致病微生物、寄生虫和有毒化学物质等。吃新鲜卫生的食物是防止食源性疾病、实现食品安全的根本措施。

（二）特殊人群膳食指南

特殊人群膳食指南是根据各人群的生理特点及其对膳食营养需要而制订的。特殊人群包括孕妇、乳母、婴幼儿、学龄前儿童、儿童青少年和老年人群。其中6岁以上各特定人群的膳食指南是在一般人群膳食指南10条的基础上进行增补形成的。

1. 婴儿　鼓励母乳喂养；母乳喂养4个月后逐步添加辅助食品。

2. 幼儿与学龄前儿童　每日饮奶；养成不挑食、不偏食的良好饮食习惯。

3. 学龄儿童　保证吃好早餐；少吃零食，饮用清淡饮料，控制食糖摄入；重视户外活动。

4. 青少年　多吃谷类，供给充足的能量；保证鱼、肉、蛋、奶、豆类和蔬菜的摄入；参加体力活动，避免盲目节食。

5. 孕妇　自妊娠第4个月起，应保证充足的能量；妊娠后期应保持体重的正常增长；增加鱼、肉、蛋、奶和海产品的摄入。

6. 乳母　保证供给充足的能量；增加鱼、肉、蛋、奶和海产品的摄入。

7. 老年人　食物要粗细搭配，易于消化；积极参加适度的体力活动，保持能量平衡。

三、平衡膳食宝塔

我国居民平衡膳食宝塔，是根据《中国居民膳食指南》结合居民的膳食结构特点而设计。它把平衡膳食的原则转化成各类食物的重量，并用宝塔形式表现出来，以直观的方式告诉人们食物分类的概念及每天应吃各类食物的合理范围，便于大家理解和在日常生活中执行（图2-1）。

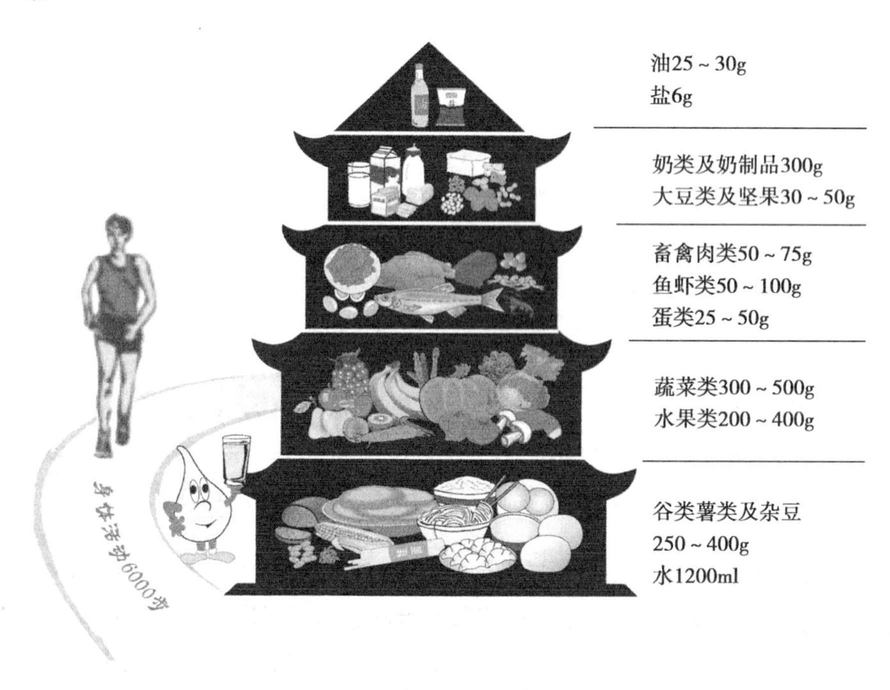

图2-1　中国居民膳食宝塔

（一）平衡膳食宝塔说明

膳食宝塔共分五层，包含每天应摄入的主要食物种类。膳食宝塔利用各层位置和面积的不同反映了各类食物在膳食中的地位和应占的比重。谷类食物位居底层，每人每天应摄入250~400g；蔬菜和水果居第二层，每天应摄入300~500g和200~400g；鱼、禽、肉、蛋等动物性食物位于第三层，每天应摄入125~225g（鱼虾类50~100g，畜、禽肉50~75g，蛋类25~50g）；奶类和豆类食物位居第四层，每天应吃相当于鲜奶300g的奶类及奶制品和相当于干豆30~50g的大豆及制品。第五层塔顶是烹调油和食盐，每天烹调油不超过25g或30g，食盐不超过6g。

由于我国居民目前的平均糖摄入量不多，对健康的影响不大，故膳食宝塔没有建议食糖的摄入量，但多吃糖有增加龋齿的危险，儿童、青少年不应吃太多的糖和含糖高的食品及饮料。

膳食宝塔增加了水和身体活动的形象，强调足量饮水和增加身体活动的重要性。在温和气候条件下生活的轻体力活动成年人每日至少饮水 1200ml（约 6 杯）。目前我国大多数成年人身体活动不足或缺乏体育锻炼，应改变久坐少动的不良生活方式，养成天天运动的习惯，坚持每天多做一些消耗体力的活动。建议成年人每天进行累计相当于步行 6000 步以上的身体活动，如果身体条件允许，最好进行 30 分钟中等强度的运动。

（二）平衡膳食宝塔的应用

1. 根据个体的能量水平确定食物的需要　宝塔中建议的每人每日各类食物适宜摄入量适用于一般健康成年人，在实际应用时要根据个人的年龄、性别、身高、体重、劳动强度、季节等情况适当调整。

考点提示

依据能量确定食物用量

每一个人可根据平衡宝塔的建议，结合自己的实际情况确定自己的食物需要量。比如劳动强度大的年轻人需要能量高，应适当多吃主食；而活动少的老年人需要能量少，可少吃主食。此外，平衡膳食宝塔建议的各类食物摄入量是一个平均值和比例，每日膳食中应当包含宝塔中的各类食物，各类食物的比例也应基本与膳食宝塔一致。不同能量水平建议的每日摄入食物生重量见表 2-1。

表 2-1　不同能量水平建议的每日摄入食物生重量（g/d）

食物	低能量	中等能量	高能量
	约 1800kcal	约 2400kcal	约 2800kcal
谷类	300	400	500
蔬菜	400	450	500
水果	100	150	200
畜、禽肉	50	75	100
蛋类	25	40	50
鱼虾	50	50	50
豆类及豆制品	50	50	50
奶类及奶制品	300	300	300
烹调油	≤25	≤25	≤25
盐	≤6	≤6	≤6

2. 食物同类互换，调配丰富多样的膳食　人们吃多种多样的食物不仅是为了获得均衡的营养，也是为了使饮食更加丰富多样以满足人们的口味享受。宝塔包含的每一类食物中都有许多的品种，虽然每种食物都与另一种不完全相同，但同一类中各种食物所含营养成分往往大体上相近，在膳食中可以互相替换。同时，选用品种、形态、颜色、口感多样的食物，变换烹调方法以保持膳食的多种多样。

3. 要因地制宜充分利用当地资源　我国幅员辽阔，各地的饮食习惯及物产不尽相同，只有因地制宜充分利用当地资源才能有效地应用平衡膳食宝塔。例如牧区奶类资源丰富，可适当提高奶类摄取量；渔区可适当提高鱼及其他水产品摄取量；农村山区则可利用山羊奶以及花生、瓜子、核桃等资源。在某些情况下，由于地域、经济或物产所限无法采用同类互换时，也可以暂用豆类代替乳类、肉类；或用蛋类代替鱼、肉。

4. 要养成习惯，长期坚持　膳食对健康的影响是长期的结果。应用于平衡膳食宝塔需要自幼养成习惯，并坚持不懈，才能充分体现其对健康的重大促进作用。

第三节　膳食调配和食谱编制

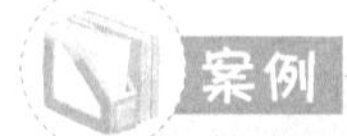
案例

王女士，28岁，公司职员，担心身体发胖，控制每天膳食。其摄入情况大致是：谷类100g，蔬菜400g，水果500g，鸡蛋1个，偶尔吃一点肉、鱼、虾。

请问：1. 王女士的膳食结构是否合理？

2. 如何为王女士制订膳食计划？

膳食调配和食谱编制是实现平衡膳食的重要手段，主要是通过对食物的品种和用量进行调整，有计划地配成可口的饭菜，适当地分配在各个餐次，使烹调加工后的膳食美味可口，易消化，利于营养素的吸收利用。

一、膳食调配

（一）膳食调配的影响因素

1. 进餐者情况　各民族各地区居民以及个人的饮食习惯，是长期适应一定生活条件而形成的。选用他们所喜欢的食物品种，并按照他们最习惯的方法进行烹调，才能使这些食物被充分消化、吸收和利用。但对于不良的饮食习惯，如暴饮暴食，偏食等则应加强宣传教育，逐步予以纠正。对因社会历史条件而养成的偏食习惯，除宣传教育外，还应采取措施保证供应多种多样的食物，使他们逐步习惯于食用各种有益的食品。

2. 季节、气候的变化　人的食欲、对食物口味的要求与四季交换、天气变化及一天中的早、午、晚不同餐次都有所不同，但从营养的角度看，膳食中能量和营养素的供给必须达到中国营养学会推荐的供给量。为了适应居民的口味，可根据食物代换方法所列举的食物品种进行代换，品种虽然变化，但所含的营养素基本不变。

3. 膳食的色、香、味、形和多样化　应注意膳食的感官品质，使膳食尽量多样化。食物的色香味等感官性状，是食物对人体感官刺激因素，可形成条件反射，影响食欲。故应要求饭菜色彩调和，香气扑鼻，滋味鲜美；同时也应不断调换食物品种和烹调方法，尽量做到多样化。这样可以保持大脑皮质的适度兴奋，促进食欲，有利于食物的消化吸收。

4. 市场供应情况　随着季节的不同，市场上提供的食物品种有很大的变化，但可根据食物同类互换方法及市场供应情况调换品种，以保证能量和营养素的供给。

（二）膳食调配的原则

合理膳食首先要处理好各种食物的配比关系。各种食物均有其特点和相应的营养价值，因此人们组织膳食的时候，必须将各种食物进行合理的调配才能符合人体的需要。

1. 主副食调配　我国居民的营养素来源主要是由粮食制作的主食，其选择在一定程度上决定了营养水平。虽然通过粗细搭配可以提高其营养价值，但某些营养素尚需依赖副食提供。

副食主要分为动物性与植物性食物两大类，在营养价值及感官性状上各有特点。因为副食随地区、季节及个人爱好等不同而不同，所以，总的原则是品种和搭配要经常调换，并加工为不同形式的饮食，提高营养价值，其色香味形能给人以美的享受，以刺激食欲，增强消化、吸收和利用。

2. 粗细粮调配　细粮是指稻米和面粉，粗粮指除稻米和面粉外的其他粮食。因粮食的品种不同，营养素含量各有特点。一个人每天膳食中粮食供给的蛋白质约占需要量的50%以上。我国膳食中消耗量最大的是稻米和面粉，其蛋白质中赖氨酸的含量比较贫乏，但某些粗粮（杂粮）中则特别突出，如大麦、青稞、莜麦和荞麦等的赖氨酸含量均较多，各种豆类的赖氨酸含量甚至可达到稻米或小麦的5~10倍。故粗、细粮的配合食用，可以改进膳食中营养成分的比例，使其接近于人体的需要，从而大大提高其利用程度。

3. 荤素调配　荤食是指鱼肉类、奶及其制品，富含蛋白质、脂肪、维生素和矿物质，特别是内脏中的肝含有大量的维生素A和D。素食主要指各种蔬菜水果，它提供的营养素主要是维生素和矿物质，还有千变万化的风味物质，如各种色素、有机酸和芳香物质。荤素之间的合理调配，不但获得比较全面的营养成分，还可做成不同外形、色调和口味的饭菜，以增强食欲，促进消化和吸收。

4. 质地调配　要根据食物的性味、质地做到软配软、脆配脆、韧配韧、嫩配嫩，更重要的是着眼于营养的配合。

5. 色泽调配　主料与配料的色泽搭配有顺色搭配和异色搭配。色泽协调有助于引起食欲。

二、食谱编制

食谱是根据就餐者的营养需要量、饮食习惯、食物的供应状况等，将1天或1周各餐主、副食的食物原料、品种、数量、各种食物的烹调方法和进餐时间等作详细的计划。按就餐的对象食谱有个体食谱和群体食谱，如机构的膳食计划及军队、学校、幼儿园等膳食计划。根据时间的长短，食谱有日食谱、周食谱、十日食谱、半月食谱和月食谱等，更短或更长的膳食安排营养学意义不大，没有操作的实用性。

（一）食谱编制目的

1. 将各类人群的DRIs具体落实到用膳者的每日膳食中，使他们能按照营养需要摄入足够的能量和各种营养素。

2. 可根据不同人群对各种营养素的需要，结合当地食物的品种、种植季节、经济条件和烹饪水平，合理选择各类食物，达到平衡膳食。

3. 通过食谱编制，指导食堂、家庭人员有计划地管理膳食，有利于成本核算。

（二）食谱编制的理论依据

1. 平衡膳食基本理论　食谱的编制需要符合平衡膳食的五大基本要求。

2. 中国居民膳食营养素参考摄入量　DRIs是营养配餐中能量和主要营养素需要量的确定依据。DRIs中的RNI是个体适宜营养素摄入水平的参考值，是健康个体膳食摄入营养素的目标。编制食谱时，首先需要以RNI为依据确定需要量，一般以能量需要量为基础。制订出食谱后，还需要以各营养素的RNI为参考评价食谱的制订是否合理，如果能量与RNI相差10%之内，营养素达到RNI的80%以上，说明编制的食谱合理可用，否则需要加以调整。

3. 中国居民膳食指南和平衡膳食宝塔 膳食指南的原则就是食谱设计的原则，食谱的制订需要根据膳食指南考虑食物种类、数量的合理搭配。平衡膳食宝塔则是膳食指南量化和形象化的表达，是人们在日常生活中贯彻膳食指南的工具。平衡膳食宝塔建议的各类食物的数量既以人群的膳食实践为基础，又兼顾食物生产和供给的发展，具有实际指导意义。同时平衡膳食宝塔还提出了实际应用时的具体建议，如同类食物互换的方法，对制订营养食谱具有实际指导作用。根据平衡膳食宝塔，我们可以很方便地制订出营养合理、搭配适宜的食谱。

4. 食物成分表 食物成分表是食谱编制的工具。通过食物成分表，才能将营养素的需要量转换为食物的需要量，从而确定食物的品种和数量。在评价食谱所含营养素摄入量是否满足需要时，同样需要参考食物成分表中各种食物的营养成分数据。中国疾病预防控制中心营养与食品安全所于2009年出版了新的食物成分表，所列食物仍以原料为主，各项食物都列出了产地和食部。"食部"是指按照当地的烹调和饮食习惯，把从市场上购买的样品去掉不可食的部分之后，所剩余的可食部分所占的比例。

(三) 食谱编制的原则

1. 掌握编制对象的年龄、性别、劳动强度、经济状况、饮食习惯等。

2. 要以食物为基础，不要以营养素为基础。

3. 当家庭和进餐人员非单一构成时，要将进餐人换算为标准人(一般规定为轻体力劳动的成年男子为1.0个标准人，其能量需要量为每日2400kcal，对照标准人的能量可计算出标准人系数，即营养需要系数)。不同人群的标准人系数见表2-2。

表2-2 不同人群的标准系数

人群类别(岁)	标准系数		人群类别(岁)	标准系数	
	男	女		男	女
3~	0.56	0.54	14~	1.21	1.0
4~	0.60	0.58	18~ 轻体力劳动	1.0	0.88
5~	0.67	0.63	中等体力劳动	1.13	0.96
6~	0.71	0.67	重体力劳动	1.33	1.13
7~	0.75	0.71	60~ 轻体力劳动	0.79	0.75
8~	0.79	0.75	中等体力劳动	0.92	0.83
9~	0.83	0.79	70~ 轻体力劳动	0.79	0.71
10~	0.88	0.83	中等体力劳动	0.88	0.79
11~	1.0	0.92	80~	0.79	0.71

(四) 编制步骤

1. 依据编制对象的年龄、性别及职业，确定标准人。

2. 依据平衡膳食宝塔，确定一个标准人一日的食物构成为：谷类250~400g，蔬菜300~500g，动物性食物125~225g(禽畜肉类50~75g、蛋类25~50g、鱼虾类50~100g)，水果200~400g，奶类及奶制品300g，豆类(相当大豆)30~50g，植物油不超过25~30g，盐不超过6g。

体重是判断能量平衡的最好指标，应根据个体体重及变化适当调整食物的摄入量，主要调整含能量较高的食物。

3. 将全天食物合理分配到一日三餐。全天能量分配为早餐30%、午餐40%、晚餐30%。

4. 副食可适当增加10%~15%。

5. 通过营养素计算来评价食谱并进行调整。

依据食物成分表计算营养素，并将结果与膳食参考摄入量比较，能量不超过或不低于参考摄入量的10%，其他营养素不低于参考摄入量的80%即为合格，否则要进行调整。

6. 以合格食谱为模板，根据食物同类互换搭配的原则或利用各类食品交换表（另见本专业《临床营养》教材），选择多样化的烹调方法就可替换编制出丰富多样的食谱。

（五）食谱举例

一个标准人一日参考食谱见表2-3。

表2-3 一个标准人一日参考食谱

餐次	食物及用量
早餐	菠菜鸡蛋面（面条100g、菠菜50g、鸡蛋50g），馒头50g，牛奶250ml，榨菜20g
午餐	大米豆饭（大米150g、芸豆20g），牛肉炖萝卜（牛肉80g、萝卜150g），烧油菜（油菜80g），拌海带丝50g
晚餐	二米饭（大米100g、小米50g），炒黑白菜（猪肉30g、白菜150g，木耳10g），熘豆腐（豆腐50g），冬瓜汤（冬瓜100g、小虾皮10g）
全天	植物油25~30g，盐6g，水果400g

（六）食谱评价

对上述一日食谱按照平衡膳食要求进行评价。

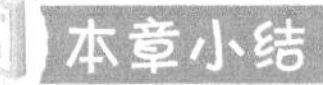

平衡膳食是公共营养的核心内容，也是膳食指导的理论基础。没有不好的食物，只有不好的膳食。平衡膳食包括，满足机体所需要的能量和各种营养素、食物无毒无害、科学加工烹调、合理的膳食制度及良好的进餐环境。依据中国居民膳食指南和平衡膳食宝塔进行膳食调配和食谱编制是实现平衡膳食的重要手段，需要学生掌握并应用于营养与保健的实践中。

（林　杰）

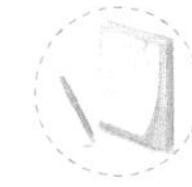

目标测试

A1型题

1. 平衡膳食是指
   A. 供给机体足够的能量
   B. 供给机体足够的营养素
   C. 机体全部所需的营养素
   D. 供给机体适宜数量的能量和各种营养素，且比例适当

E. 供给机体足够蛋白质,且保证一定量的动物蛋白

2. 中国平衡膳食宝塔提出了

A. 食物分类的概念　B. RDA　C. 较理想的膳食模式

D. 具体的食谱　E. RNI

3. 中国居民膳食指南关于主食的饮食原则是

A. 多吃蔬菜水果和薯类

B. 三餐分配要合理,零食要适当

C. 食物多样,数量充足

D. 食物多样,荤素搭配

E. 食物多样,谷类为主,粗细搭配

4. 合理分配一日三餐食量,早餐食量一般应占全天总能量的

A. 10%　B. 20%　C. 30%

D. 40%　E. 15%

5. WHO 建议每人每日食盐用量不宜超过

A. 20g　B. 10g　C. 6g

D. 8g　E. 5g

6. 我国传统膳食的优点之一是

A. 低碳水化合物　B. 高脂肪　C. 低膳食纤维

D. 谷类为主　E. 高蛋白

A2 型题

7. 小明,学生,15 岁,体重超重。给小明制订膳食计划,首先确定的是

A. 能量需要量　B. 烹调方法　C. 三餐分配

D. 食物搭配　E. 营养素需要量

8. 李阿姨,62 岁,退休教师。为了控制体重,每天三餐能量分配为:早餐 10%、午餐 80%、晚餐 10%。李阿姨的膳食评价为

A. 早餐摄入不足　B. 晚餐摄入不足　C. 三餐分配合理

D. 午餐摄入过多　E. 早、晚餐摄入过少,午餐摄入过多

A3 型题

(9~11 题共用题干)

张老师,女,30 岁。身高 165cm,体重 55kg。平时喜欢喝牛奶,吃烤牛肉,也喜欢吃青菜等食物。

9. 对照平衡膳食宝塔,张老师的膳食最有可能缺少的食物是

A. 油脂　B. 谷类　C. 坚果

D. 豆类　E. 猪肉

10. 根据中国居民膳食参考摄入量的标准,张老师的能量推荐量约是

A. 1600kcal　B. 1800kcal　C. 2100kcal

D. 2400kcal　E. 2800kcal

11. 张老师每日摄入谷类、蔬菜应该是

A. 400g、450g　B. 100g、150g　C. 200g、250g

D. 300g、450g　E. 100g、200g

第三章 营养调查与评价

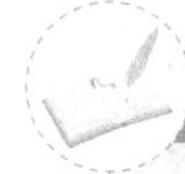

学习目标

1. 掌握：膳食调查方法和营养评价标准；成人及婴幼儿体格测量指标与评价标准；营养缺乏病的预防方法。
2. 熟悉：膳食调查的基本概念；常见营养缺乏病的临床体征检查；评价营养状况的实验室测定方法。
3. 了解：实验室检查的质量控制；营养监测的定义、内容与程序。

营养调查是运用科学手段，准确了解社会某一人群或个体的膳食结构和营养状况，以此判断其饮食结构是否合理和营养状况是否良好，发现营养上存在的问题并找出其原因，提出实际的改进措施。新中国成立以来，我国分别在1959年、1982年、1992年和2002年进行过4次全国营养调查。营养调查的内容主要包括膳食调查、体格检查、营养缺乏病的临床体征检查、营养状况实验室检查。

第一节 膳食调查

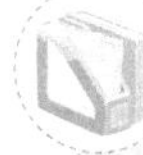

案例

李先生体重70kg，从事轻体力劳动，全天需要能量2400kcal，蛋白质75g。该男子某日早餐食物为红豆二米粥，原料含有粳米35g，小米30g，红小豆10g。料理后食物重量为726g，进餐后剩余126g。

请问：1. 对李先生进行的膳食调查为何种方法？

2. 早餐为李先生提供了哪些营养素？每种营养素的量是多少？

3. 该早餐提供的能量和蛋白质能够满足李先生需求吗？若不能，该如何改进？

膳食调查是营养调查的重要组成部分，其目的是了解在一定时间内被调查对象通过膳食所摄取的能量和各种营养素的数量与质量，并与DRIs进行比较，以此来评定正常营养需要得到满足的程度。膳食调查的结果可作为对被调查对象进行营养咨询、营养改善和膳食指导的依据。

一、基本概念

膳食调查是指运用科学手段了解某一人群或个体的膳食摄入和营养水平，以判别其当前营养状况。调查点应选择在食品生产与供应、地理条件、气象条件、居民饮食习惯等具有代表性的地点。调查对象应选择在劳动、经济、生理等方面具有代表性的人员。

膳食调查方法包括称重法、记账法、询问法、食物频率法、化学分析法等。在大型的营养与健康状况调查中，膳食调查方法常常被组合应用。例如2002年的第四次中国居民营养与健康状况调查中，根据调查对象的不同，膳食调查采用了24小时回顾法、食物频率法和称重法三种方法进行调查。

由于食物供应季节变化较大，在长期调查中一般一年应进行4次，每季一次。每季调查时间集体食堂为5天，散在居民为7天，其中不得包括节假日，但是一般居民有在周末吃得较好的习惯，所以调查期应包括至少一个休息日。若全年调查2季，应选择在春冬和夏秋各进行一次。对于较大范围的膳食调查，由于参加人员较多，易产生误差，在调查前应对调查人员进行培训，统一标准。

二、膳食调查方法

(一) 称重法

称重法是运用日常的各种测量工具对计划摄取的食物进行分别称重或估计，从而了解被调查家庭或集体食堂当前食物消耗情况。具体操作过程为称量每餐烹调前食物（可食部）的生重，烹调后的熟食重以及吃后剩余熟食重，并统计准确的用膳人数，记录到食物消耗登记表中，计算出每人每日各类食物的消耗量。调查时间为3~7天（表3-1）。

表3-1 食物消耗记录表

日期	餐别	食物名称	生重(kg)	熟重(kg)	生熟比	熟食剩余量	实际消耗量		进餐人数	总人日数
							熟重(kg)	生重(kg)		
月	早									
	中									
日	晚									
⋮										
月	早									
	中									
日	晚									

1. 计算生熟比

生熟比 = 食物生（净）重 / 食物熟重

2. 计算实际摄入食物的熟重和生重

实际摄入食物的熟重 = 烹调后食物熟重 − 剩余熟食重量

实际摄入食物的生重 = 实际摄入食物熟重 × 生熟比

计算举例：丝瓜毛重500g，皮50g，净重 = 毛重−皮= 500g−50g=450g；水煮后熟重375g，餐后剩余重量100g。

生熟比 =450/375=1.2

实际摄入食物的熟重 =375−100=275g

实际摄入食物的生重 =275 × 1.2=330g

考点提示

用称重法进行食物摄入量称重和记录

3. 计算总人日数(用餐人数) 记录每日每餐就餐人数,一个人一天吃早、午、晚餐算一个人日数。

计算举例:某单位某日用早餐人数为260人、午餐420人、晚餐300人。根据我国的膳食习惯,早、中、晚三餐能量消耗量比例分别为30%、40%、30%,计算总人日数:

$$总人日数=260\times0.3+420\times0.4+300\times0.3=336$$

把调查期限内每天的人日数相加即为该期限内的总人日数,当用餐者的年龄、性别、劳动强度等差异较大时,还须将不同用餐者分别登记、分别计算人日数,以便根据其不同的需要量计算出每人每日平均推荐摄入量标准,最后与实际量比较,做出合理的评价。

称重法的优点是能准确反映调查对象的食物摄取情况,也能看出一日三餐食物分配情况,适用于团体、个人和家庭的膳食调查。缺点是花费的人力和时间较多,不适合大规模的营养调查。

(二) 记账法

记账法又称查账法,是指查阅某一时期内各种食品消耗总量及同时期就餐者人日数(按称重法中的方法计算人日数)来进行调查,如果年龄、性别、劳动强度等相差很大,亦需将各类别的人数分别登记。

此方法的基础是食物消耗账目,为了保证调查数据的可靠性,对食堂账目有以下要求:①食物的消费量应需逐日分类准确记录,应具体写出食物名称;②自制的食品要分别登记原料、产品及其食用数量。记账法简便、快速,适用于账目清楚的食堂等,但与称重法相比不够精确。

(三) 询问法

通过询问被调查者每日所摄取食物的种类、饮食习惯等情况,了解食物消耗量。适合于个体调查和人群调查。询问法通常包括膳食回顾法和膳食史法。

1. 膳食回顾法 通过询问,由被调查者提供24小时内膳食组成情况,又称24小时回顾法。该方法是目前最常用的一种膳食调查方法,中国居民营养与健康状况调查、美国全国食品摄取量调查等都曾多次使用此方法。在实际应用中,本方法可以采用单次调查、3天连续调查、长期多次调查等不同形式。如:美国食品消费形态调查曾对同一受访者在1年内的不同季节进行4次24小时回顾法调查,以消除季节对居民饮食结构的影响(表3-2)。

表3-2 24小时回顾法问卷

餐别	就餐时间	就餐场所	食物名称	进食量(非必须)	原料名称	示意图(非必须)	原料编码*	重量(g)
早餐	9:30	家	面包	1个	某牌面包			50
			牛奶	1包	某牌牛奶	10cm×5cm×5cm		100
			草莓酱	1小勺	某牌草莓酱			2
加餐	10:30	学校	橙汁	1杯	橙汁	高15cm 直径10cm		400
午餐	12:35	学校	米饭	4两	米			100
		食堂	辣椒炒茄子	1盘	辣椒			50
					茄子			100
					食用油			10
					酱油			20

续表

餐别	就餐时间	就餐场所	食物名称	进食量(非必须)	原料名称	示意图(非必须)	原料编码*	重量(g)
午餐	12:35	学校食堂	木须肉	1/2 盘	猪肉			75
					鸡蛋			100
					木耳			50
					食盐			3
					食用油			10
加餐								
晚餐								
加餐								

*同一次调查中应统一原料编码,可参见《中国食物成分表》2009 年版的 6 位编码

(1) 24 小时回顾法的优点

1) 调查时间只需要 15~40 分钟,易于被受访者接受。

2) 应用于大规模的膳食调查时比其他方法节省人力财力。

3) 对于非专业受访者的调查可以只描述食物外观,再由调查人员估算摄入量。

4) 无预先通知的情况下采用 24 小时回顾法进行膳食调查,不会影响调查者已经发生的饮食习惯。

(2) 24 小时回顾法的缺点

1) 此方法依靠受访者记忆进行调查,容易发生错漏,因此该法不适合 7 岁以下的儿童和超过 75 岁以上的老年人。

2) 受访者对于单次饮食分量的估算容易产生偏差。

3) 过去 24 小时摄取饮食过多的人,主观上容易减少填写饮食的分量,相反摄取饮食过少的人,容易主观增加填写的分量。

4) 对于只进行一次的 24 小时回顾法调查,受访者容易遗漏平时不经常摄取的饮食。

2. 膳食史法　用于评估个体每日总的食物摄入量与不同时期的膳食模式。通常覆盖过去 1 个月、6 个月或 1 年的时段。

以上两种询问法可进行大样本量的调查,花费低,但针对个体调查对象的结果不够精确,一般在无法采用称重法或记账法的情况下才使用。用此方法同时还能了解调查对象有无挑食、偏食和不良的饮食习惯等,以便加以膳食指导。

(四) 食物频率法

食物频率法是估计被调查者在指定的一段时间内摄入某些食物频率的一种方法。此方法以问卷的形式进行,根据每天、每周、每月甚至每年所食各种食物的次数或食物种类来评价膳食营养状况。食物频率法的问卷内容包括食物名单和食物频率(在一定时期内所食某种食物的次数)。在实际的应用中,可分为定性、半定量、定量的食物频率法等(表 3-3、表 3-4、表 3-5)。

食物频率法可以迅速得到平时食物摄入种类和数量,反映长期膳食模式,可作为研究慢性疾病与膳食模式关系的依据,可作为在居民中进行膳食指导宣传教育的参考。食物频率法的缺点是需要对过去的食物进行回忆,当前的膳食模式也可能影响被调查者对过去膳食的回顾,从而产生偏倚,准确性较差。

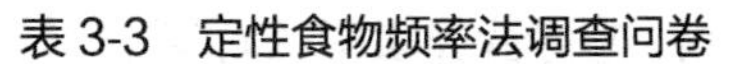

表 3-3　定性食物频率法调查问卷

食品名	≥3次/日	1~2次/日	4~6次/周	2~3次/周	1次/周	1~3次/月	极少
蔬菜类							
水果类							
豆制品							

表 3-4　半定量食物频率法调查问卷

食品名	单次摄取量大于	每日(次)			每周(次)			每月(次)		6~11次/年	极少
		≥3	2	1	5~6	3~4	1~2	2~3	1		
白米饭	1碗:240g										
糙米饭	1碗:240g										
面条	1碗:200g										

表 3-5　定量食物频率法调查问卷

食品名	过去1周间食用次数							单次食用量
	无	1次/周	2~3次/周	4~6次/周	1次/日	2次/日	≥3次/日	
切片面包								1片 2片 3片以上
蛋糕类								1块 2块 3块以上
三明治								1个 2个 3个以上

(五)化学分析法

化学分析法是将调查对象的一日全部熟食收集齐全,在实验室中进行食物成分分析,测定其中能量和各种营养素的含量。该法结果准确但操作复杂,调查成本过高,除非特殊需要,很少单独使用。

三、膳食调查结果的评价

无论采用哪种膳食调查方法,都要对其所得到的资料进行整理、分析和评价,主要包括以下几个方面:

(一)膳食调查结果的计算

1. 各类食物摄入量　根据调查表的填写数据,计算出每人每日各类食物的摄入量。如调查对象为非个体,则:每人每日平均摄入量=某种食物实际摄入量/总人日数。

2. 平均每人每日营养素摄入量　根据平均每人每日各种食物的摄入量,查《中国食物成分表》,可求出平均每人每日各种营养素的摄入量。另外随着科技的发展,多款营养素计算软件已被开发,可利用电脑软件进行营养素摄入计算。

3. 常用的营养素评价指标

营养素充足比例(NAR):用于评价单一营养素的摄取情况。如特定营养素摄取量大于推荐摄取量时,NAR 值按 1 计算。

$$\mathrm{NAR}=\frac{\text{特定营养素的摄取量}}{\text{该营养素的推荐摄取量}}$$

平均充足比(MAR):用于综合评价营养素摄入的充足情况。

$$\mathrm{MAR}=\frac{\text{各营养素 NAR 之和}}{\text{营养素数量}(n)}$$

营养密度指数(INQ):用于评价单次膳食的质量。除脂肪、胆固醇外,其他营养素的 INQ 值大于 1 则可说明该次膳食的质量良好。对于需要低能量饮食的患者来说,配餐时各营养素的营养密度指数应达到 2 以上。

4. 三大营养素所供能量的百分比　计算蛋白质、脂肪及碳水化合物所提供能量占总能量的百分比。

5. 蛋白质、脂肪来源百分比　计算每日从动物性食物和植物性食物中所摄取的脂肪占全日脂肪总量的百分比;计算每日优质蛋白质占蛋白质摄入总量的比例。

6. 三餐能量分配　计算早、中、晚三餐的能量分配。

(二) 膳食调查结果的评价

1. 食品的多样性评价　我国居民的膳食推荐以植物性食物为主、动物性食物为辅,尽可能做到品种丰富、比例适当、搭配合理,以满足各类人群的需要。根据平衡膳食宝塔,每人每天应吃谷类 300~500g,蔬菜和水果 400~500g 和 100~200g,鱼、禽、肉、蛋等动物性食物 125~200g(鱼虾类 50g,畜、禽肉 50~100g,蛋类 25~50g),奶类及奶制品 300g,豆类及豆制品 50g,油脂类不超过 25~30g,盐不超过 6g。

2. 能量及各种营养素满足程度评价　我国膳食中营养素推荐摄入量是衡量膳食质量的主要依据。正常时能量及各种营养素的摄入量应为推荐摄入量的 90%~110%,低于标准的 80% 为供给不足,长期如此可导致营养不良;如果低于 60%,则认为是严重不足或缺乏,容易引起缺乏症,但高于标准的 110% 以上,表明能量及营养素摄入过多,损害健康的危险性增加。

3. 营养素来源的评价　能量来源的适当比例为蛋白质占 10%~12%(儿童 12%~15%)、脂肪占 20%~30%(儿童占 25%~30%)、碳水化合物为 55%~65%。三餐的能量分配以早餐占 25%~30%、中餐占 40%、晚餐占 30%~35% 为宜。

评价时应注意营养素来源的质量,如要求动物蛋白质和豆类蛋白质的含量共占总蛋白质量 1/3 以上,同时要注意发挥蛋白质的互补作用;植物性脂肪与动物性脂肪的比例为 60% 与 40%;维生素 A 的来源至少应有 1/3 来自动物性食物;动物性铁来源达到 1/4 以上可认为铁供给质量较好,低于 1/10 则认为较差。

膳食调查不仅要得到准确的数据和资料,而且要找出食物在选购搭配、储存、加工烹调等过程中的问题,发现不良的膳食习惯等,并针对存在的问题提出改进措施。

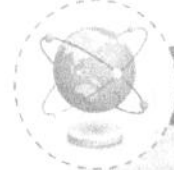
知识链接

2002年中国居民营养与健康状况调查

这是我国首次进行营养与健康综合性调查，在大城市、中小城市、一类农村、二类农村、三类农村、四类农村等6类地区分年龄层进行抽样，膳食调查部分包括23 463户。调查结果显示，第三次营养状况调查之后到第四次调查的10年间，我国居民膳食营养状况有了明显的改善，营养不良和营养缺乏患病率持续下降。其中肉、禽、蛋等动物性食物消费量明显增加；优质蛋白质比例从17%增加到31%；脂肪供能比由19%增加到28%，碳水化合物供能比由70%下降到61%，膳食结构逐步趋向合理。但调查发现城乡差异较为明显，城市居民畜肉类及油脂类消费增加并且超过推荐上限。奶类、豆制品在全国范围内的摄入量仍然过低，需提倡人们改善饮食结构。

（王晓宇）

第二节 体格测量指标与评价

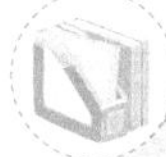
案例

某中职学校一年级新生小孟16岁，男生，入学体检其身高为175cm，体重为55kg。

请问：1. 小孟的体重是否在正常范围内？

2. 小孟处于哪种营养状况，应如何改善？

体格测量是评价群体或个体营养状况的重要依据之一，体格的大小和生长速度是反映营养状况的灵敏指标，特别是学龄前儿童的体格测量结果，常被用来评价某个地区人群的营养状况。体格测量的方法比较规范，对人群营养状况的反映比较灵敏，且所需费用相对较低。

一、成人体格测量指标与评价

成人体格测量的主要指标包括身高、体重，以及上臂围、腰围、胸围等围度测量等。在这些指标中，身高和体重指标尤为重要，综合反映了蛋白质、能量以及其他一些营养素的摄入、利用和储备情况，反映了机体的发育情况和潜在能力。

（一）身高及体重

对于成人而言，身高已经基本定型，当蛋白质和能量供应不足时体重的变化比较灵敏。体重是人体总的质量，综合反映骨骼、肌肉、皮下脂肪及内脏重量，在一定程度上可反映营养状况。

1. 身高的测量　身高测量一般安排在上午10点左右进行，此时身高为一天中的中间值。身高测量常采用软尺、立尺和身高计等，身高计包括电子式身高计和机械式身高计，记录时精确至0.1cm。成人身高测量的意义在于计算标准体重或用于计算体质指数，进而反映能量和蛋白质的营养状况。

2. 体重的测量　体重测量宜在早晨空腹排便之后进行，群体体检的体重测量可在上午10点进行。成人体重测量通常采用体重计进行，测量时，穿短内裤（女孩可戴胸罩或穿小背心),赤足轻轻踏上秤台,直立于正中,手不可乱动或接触其他物体,记录时精确至 0.1kg。

理想体重:成人标准体重可以衡量实际测量的体重是否在适宜范围,实际体重在理想体重 ±10% 内为正常范围, ±(10%~20%)为超重或瘦弱, ±20% 以上为肥胖或极瘦。常用的计算公式如下:

理想体重(kg)= 身高(cm)-100 (Broca 公式)

理想体重(kg)= 身高(cm)-105 (Broca 改良公式)

理想体重(kg)= [身高(cm)-105]×0.9 (平田公式)

3. 体质指数 体质指数(BMI)是 WHO 推荐的一种评价成人营养状况的主要指标,并以 BMI 来判断体质状况(表 3-6)。

$$\mathrm{BMI}=\frac{\text{体重(kg)}}{\text{身高(m)}^2}$$

表 3-6 我国 BMI 评价标准

BMI 值	营养状况	BMI 值	营养状况
<18.5	低体重(营养不良)	24~27.9	超重
18.5~23.9	正常	≥28	肥胖

(二) 成人体格围度的测量

拥有正常的胸围、臀围、腰围、上臂围和皮褶厚度是成人健康和体型匀称的标志。

1. 胸围的测量 胸围测量一般用毫米刻度的胸围尺。受测者裸上体安静站立,两臂下垂,均匀平静呼吸。测量者面对受测者,将带尺上缘经背侧两肩胛骨下角下缘绕至胸前两乳头的中心点上缘测量。乳房已开始发育的少女,以胸前锁骨中线第四肋处为测量点,记录时精确至 0.1cm。

Vervaeck 指数适用于评价我国青年的营养状况(表 3-7)。

$$\text{Vervaeck 指数}=\frac{\text{体重(kg)}+\text{胸围(cm)}}{\text{身高(cm)}}\times 100$$

表 3-7 我国青年 Vervaeck 指数营养评价标准

营养状况	性别	年龄				
	男	17 岁	18 岁	19 岁	20 岁	21 岁以上
	女		17 岁	18 岁	19 岁	20 岁以上
优		>85.5	>87.5	>89.0	>89.5	>90.0
良		>80.5	>82.5	>84.0	>84.5	>85.0
一般		>75.5	>77.5	>79.0	>79.0	>80.0
不良		>70.5	>72.5	>74.0	>74.0	>75.0
差		<70.5	<72.5	<74.0	<74.0	<75.0

引自:李菊花. 公共营养学. 杭州:浙江大学出版社,2005

2. 腰围的测量 腰围测量一般使用尼龙带尺。受测者自然站立,两肩放松,双臂交叉抱于胸前,测量者面对受测者,带尺经脐上 0.5~1cm 处(肥胖者可选择腹部最粗处)水平绕 1 周,带尺上与"0"点相交的值即为测量值,记录时精确至 0.1cm。

3. 臀围的测量　臀围测量使用尼龙带尺。受测者自然站立，两肩放松，双臂交叉抱于胸前。测量者立于受测者侧前方，将带尺沿臀大肌最突起处水平绕一周，带尺上与“0”点相交的值即为测量值，记录时精确至 0.1cm。

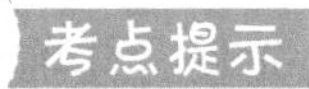
考点提示

用体质指数判断成人的营养状况

4. 皮褶厚度的测量　皮褶厚度主要表示皮下脂肪的厚度。WHO 推荐选用的 3 个测量点：肩胛下部，即左肩胛下方 2cm 处；肱三头肌部，即左上臂背侧中点以上约 2cm 处；脐旁，即肚脐左侧 1cm 处。在被测部位用左手拇指和示指将皮肤连同皮下脂肪轻轻捏起，再用皮脂计测拇指下方 1cm 左右的皮褶厚度，记录时精确至 0.1mm。皮脂计压力要求 $10g/cm^2$，测量时不要用力加压，同时应注意皮脂计与被测部位保持垂直，每个部位测量三次取平均值。测量值为双层皮下脂肪厚度，因此计算结果时应将所有测量值乘以 1/2。

5. 上臂围的测量　受测者自然站立，双手下垂，将软尺“0”点固定于上臂外侧肩峰至鹰嘴连线中点，沿改点将软尺轻轻绕上臂一周，注意软尺要始终与上臂垂直，记录时精确至 0.1cm。

二、婴幼儿体格测量指标与评价

儿童生长发育测量常用的指标有体重、身高、坐高、头围、胸围、上臂围等，其中身高、体重、头围和胸围是儿童体格测量的主要指标。对个体儿童而言，体格测量除判断其生长、营养状况外，还可为某些疾病的诊断提供重要依据。对群体儿童而言，可以研究其生长发育的规律和特点，从预防角度早期发现某一群组儿童偏离正常生长模式的倾向，寻找危险因素，采取干预措施。

（一）身高、坐高及体重

1. 身高的测量　3 岁前婴幼儿测身长用标准量床或量板（图 3-1）。婴幼儿测身长时应脱去帽、鞋、袜，穿单衣裤仰卧于量床中央，助手将婴幼儿的头扶正，头顶接触头板，婴幼儿面向上，两耳在同一水平，测量者立于婴幼儿右侧，左手握住婴幼儿两膝，使腿伸直，右手移动足板使其接触双脚跟部，注意量床两侧的读数应该一致，然后读刻度，记录时精确至 0.1cm。

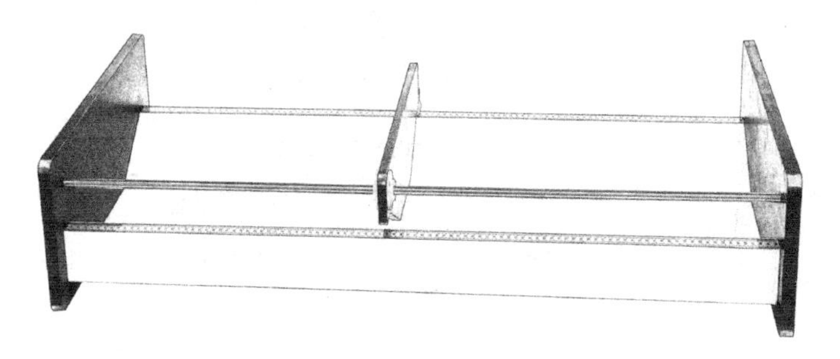

图 3-1　婴幼儿量床

3 岁后儿童测身高用身高测量计或固定于墙壁上的立尺或软尺。量身高时，要取立正姿势，两眼直视正前方，胸部挺起，两臂自然弯曲，脚跟并拢，脚尖分开约 60°。脚跟、臀部与两肩胛尖几个点同时靠着立柱，头部保持正中位置，使压板与头顶点接触，然后再读压板垂直交于立柱上刻度的数字，记录时精确至 0.1cm。

2. 坐高的测量　3 岁前婴幼儿采用量床测坐高。婴幼儿取仰卧位，头部位置与测量身长时要求相同，测量者左手提起小儿两腿，膝关节弯曲，同时使骶骨紧贴足板，大腿与足板垂直，然后移动足板，使其贴紧臀部，记录时精确至0.1cm。

3岁后儿童采用身高坐高计测坐高（图3-2）。儿童取坐位测量坐高，受测者坐在高度适中的板凳上，先使身体前倾，使骶部紧靠立柱，然后坐直，两大腿伸直面与身体成直角，与地面平行，膝关节屈曲成直角，两脚向前平放在地面上，头与肩部的位置与量身高时的要求相同。

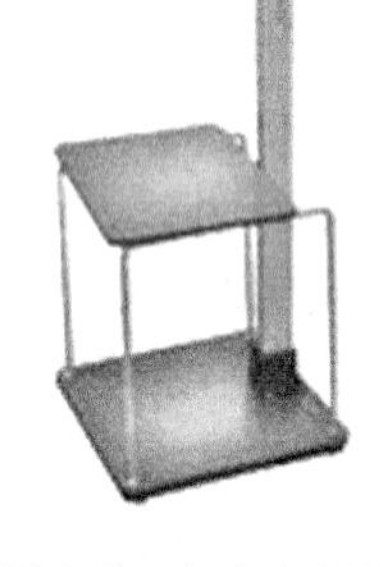
图3-2 身高坐高计

3. 体重的测量 婴儿可用盘式杠杆式体重计称重，记录时精确至10g。学龄前儿童可用杠杆式磅秤称重，记录时精确至0.05kg，7岁以上儿童用载重100kg的杠杆式磅秤称重，记录时精确至0.1kg。

儿童体格营养指数有Kaup指数、Rohrer指数。Kaup指数的计算公式如下：

$$\text{Kaup 指数} = \frac{\text{体重(kg)}}{\text{身高(cm)}^2} \times 10^4$$

Kaup指数适用于评价学龄前儿童的营养状况（表3-8）。

表3-8 Kaup指数的评价标准

Kaup指数值	营养状况
<10	消耗性疾病（严重营养不良）
10~13	营养不良（中度营养不良）
14~15	消瘦（轻度营养不良）
16~19	正常
20~22	优良
≥22	肥胖

Rohrer指数的计算公式如下：

$$\text{Rohrer 指数} = \frac{\text{体重(kg)}}{\text{身高(cm)}^3} \times 10^7$$

Rohrer指数适用于评价学龄以后各年龄段的人（表3-9）。

表3-9 Rohrer指数的评价标准

Rohrer指数值	营养状况	Rohrer指数值	营养状况
<92	过度瘦弱	140~156	肥胖
92~109	瘦弱	>156	过度肥胖
110~139	中等		

（二）儿童体格围度的测量

1. 胸围的测量 3岁前婴幼儿应取卧位或坐位，3岁以上儿童应取立位。受测者两手自然下垂，双眼平视。测量者位于儿童前方或右侧，用左手拇指固定软尺零点于被测者胸前乳头下缘，右手拉软尺使其经过背部右侧，过两肩胛角下缘，经身体左侧回至零点，取平静呼吸时的中间读数，记录时精确至0.1cm。儿童胸围是表示胸腔容积、胸肌、背肌的发育和皮下脂肪蓄积状况的重要指标之一，测量胸围可了解儿童呼吸器官的发育程度。

2. 头围的测量　受测者应取坐位、立位或仰卧位，测量者位于儿童右侧或前方，用左手拇指将软尺零点固定于头部右侧眉弓上缘处，软尺经左侧眉弓上缘及枕骨粗隆回至零点，记录时精确至0.1cm（图3-3）。儿童头围主要反映颅脑的发育情况。若儿童的头围值明显超出正常范围，则可能患脑积水、巨脑症、佝偻病等；若儿童的头围值过小，则可能是脑发育不全、头小畸形等。测量头围对儿童营养状况的评价有一定意义，是学龄前儿童（包括婴幼儿）生长发育的重要指标。

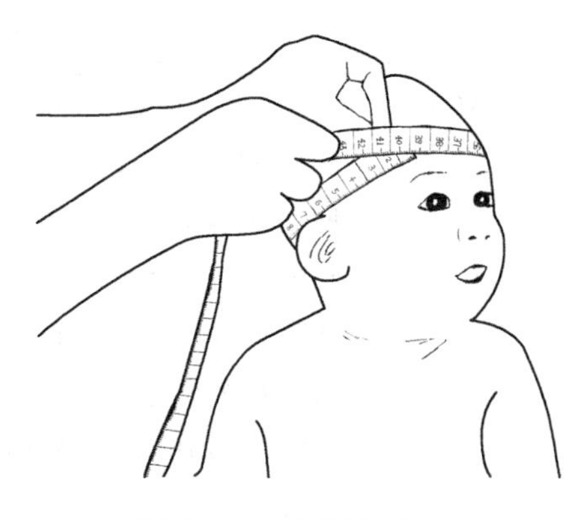
图3-3　儿童头围的测量

3. 上臂围的测量　受测者两上肢自然平放或下垂，取左上臂从肩峰至尺骨鹰嘴连线的中点，以臂围尺绕该点水平的上臂一周，软尺轻贴皮肤，记录时精确至0.1cm。

第三节　营养缺乏病的临床体征检查

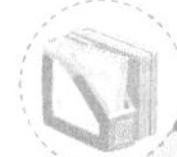
案例

某中职学校二年级女生乐乐，17岁。实验室检验：4小时负荷尿维生素$B_1$100μg，维生素$B_2$600μg，烟酸10mg。临床表现暗适应时间延长、溢脂性皮炎、牙龈炎及出血。

请问：1. 根据检验结果哪种维生素可能缺乏？

2. 暗适应时间延长可能是哪种维生素不足？

3. 溢脂性皮炎可能是哪种维生素不足？

营养缺乏病是指由于机体内长期缺乏某一种或数种营养素引起的一系列临床症状。WHO 2014年的报告称，世界上有一半的人口受到某种营养不良的影响。尽管随着我国居民生活水平的提高，在许多大城市和农村富裕地区存在营养过剩，但无论是大城市还是贫穷的偏远农村地区营养素缺乏症仍普遍存在。

一、常见营养缺乏病的临床体征

通过临床体检可以发现被检查对象是否存在营养不足、营养缺乏或营养失调的临床症状和体征。常见的营养缺乏病的临床体征见表3-10。

表3-10　常见营养缺乏病的临床体征

部位	症状、体征	缺乏的营养素
全身	消瘦或水肿、发育不良	能量、蛋白质、锌
	贫血	蛋白质、铁、叶酸、维生素B_2、维生素B_{12}、维生素B_6、维生素C
皮肤	干燥、毛囊角化	维生素A
	毛囊四周出血点	维生素C

续表

部位	症状、体征	缺乏的营养素
	癞皮病皮炎	烟酸
	阴囊炎、溢脂性皮炎	维生素 B_2
头发	稀少、失去光泽	蛋白质、维生素 A
眼睛	毕脱斑、角膜干燥、夜盲	维生素 A
唇	口角炎、唇炎	维生素 B_2
口腔	齿龈炎、齿龈出血、齿龈松肿	维生素 C
	舌炎、舌猩红、舌肉红	维生素 B_2、烟酸
	地图舌	维生素 B_2、烟酸、锌
指甲	舟状甲	铁
骨骼	鸡胸、串珠胸、方颅、O 型腿、X 型腿、骨软化症、骨膜下出血	维生素 C、维生素 D
神经	肌无力、四肢末端蚁行感、下肢肌肉疼痛	维生素 B_1
循环系统	水肿	维生素 B_1、蛋白质
	右心肥大	维生素 B_1
其他	甲状腺肿	碘

引自:林杰.营养与膳食.第2版.北京:人民卫生出版社,2013

二、营养缺乏病的预防

营养缺乏病根据原因可分为原发性营养缺乏病和继发性营养缺乏病。原发性的病因指单纯营养素摄入不足;继发性的病因指由于其他疾病过程而引起的营养素不足。原发性营养缺乏病应针对病因进行营养素补充,从营养素之间的关系综合考虑,循序渐进,充分利用各种食物来补充营养素的缺乏。效果应该以病人营养状况全面恢复、临床症状消失、抵抗力增强等客观指标为依据。继发性营养缺乏病的治疗应在治疗疾病的基础上适量补充营养素,营养素补充包括日常需要量和额外补充量,额外补充量是指因疾病造成的吸收减少、破坏和丢失增加的那部分营养素。

造成原发性营养缺乏病的原因多与贫穷和失业、不良饮食习惯、健康状况、受教育程度等因素相关。其预防原则如下:

1. 开展卫生宣传教育　通过宣传教育,使群众掌握主副食、动物性食物与植物性食物合理搭配的原则,建立定时、定质、定量的膳食制度,纠正暴饮暴食、偏食、滥用滋补食品或强化营养食品等不良习惯。重视出生后至2岁的重要时期,提倡和支持母乳喂养、科学断奶、及时添加辅助食品,可以较好地预防婴幼儿营养不良。

2. 改善环境卫生　通过改善环境卫生状况,包括解决水污染问题、个人卫生、废物处理、食品卫生等,可以提供健康的生存环境,有效预防环境对健康的不利影响。

3. 开展健康服务　高水平的健康服务,如开展计划免疫、防病治病和母乳喂养促进行动等对预防营养缺乏病均能起到积极的作用。例如我国在地方性甲状腺肿流行的地区,采取食盐加碘的措施,有效地控制了地方性甲状腺肿的流行。

4. 加强营养监测　为防止营养缺乏病的发生,各地卫生主管部门和医疗卫生系统要建

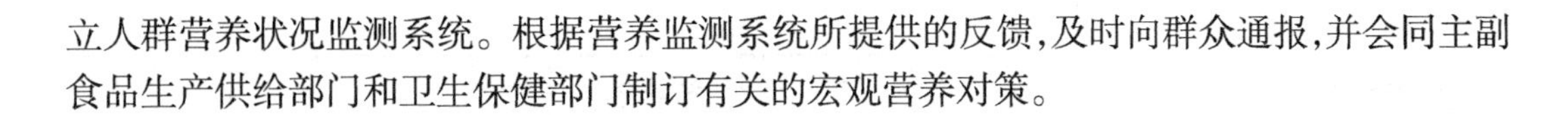

立人群营养状况监测系统。根据营养监测系统所提供的反馈,及时向群众通报,并会同主副食品生产供给部门和卫生保健部门制订有关的宏观营养对策。

第四节 营养状况实验室检查

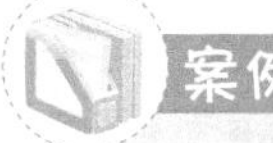
案例

李女士血液检查结果显示,血白蛋白值为 27g/L。
请问:1. 李女士的血白蛋白水平是否在正常范围内?
2. 李女士有可能存在哪方面的营养问题?

当机体营养缺乏或过剩时,需经过一定时间才能出现明显的临床症状。若能早期发现这种状态,可及时采取防治措施。实验室检查就是测定被检者体液或排泄物中所含的营养素、营养素代谢产物或相关的化学成分,营养状况的实验室检查与膳食调查、临床检查资料结合进行综合分析,对协助营养素缺乏症或过多症的诊断、观察病情、制订防治措施等均有重要意义。

一、评价营养状况的实验室测定方法

营养素缺乏症在出现症状前,往往先有生理和生化改变,正确选择相应的生化检验方法,可以尽早发现人体营养储备低下的状况。评价营养状况的实验室测定方法基本上可分为:

1. 测定血液中的营养成分或其标志物水平。
2. 测定尿液中营养成分或其代谢产物。
3. 测定与营养素有关酶活性的改变。
4. 测定血、尿中因营养素不足而出现的异常代谢产物。
5. 进行负荷、饱和及放射性核素实验。目前营养状况的实验室检查测定的样品常常为血、尿等。

由于这些指标常受民族、体质、环境因素等多方面的影响,因此是相对的。我国常用的人体营养水平鉴定生化检验参考指标及临界值见表 3-11。

表 3-11 人体营养水平鉴定生化检验参考指标及临界值

检验项目	生化指标及参考值	
蛋白质	1. 血清总蛋白	60~80g/L
	2. 血清白蛋白(ALB)	30~50g/L
	3. 血清球蛋白	20~30g/L
	4. 白 / 球(A/G)	1.5 : 1~2.5 : 1
	5. 空腹血中氨基酸总量 / 必需氨基酸量	>2
	6. 血液比重	>1.015
	7. 尿羟脯氨酸系数	>2.0~2.5mmol/L 尿肌酐系数
	8. 游离氨基酸	40~60mg/L(血浆),65~90mg/L(红细胞)
	9. 每日必然损失氮(ONL)	男 58mg/kg,女 55mg/kg

续表

检验项目	生化指标及参考值			
血脂	1. 总脂		4.5~7.0g/L	
	2. 三酰甘油		0.56~1.70mmol/L	
	3. α-脂蛋白		30%~40%	
	4. β-脂蛋白		60%~70%	
	5. 胆固醇(其中胆固醇酯)		2.80~5.70mmol/L(70%~75%)	
	6. 游离脂肪酸		0.2~0.6mmol/L	
	7. 血酮		<20mg/L	
钙、磷、维生素 D	1. 血清钙(其中游离钙)		90~110mg/L(45~55mg/L)	
	2. 血清无机磷		儿童 40~60mg/L,成人 30~50mg/L	
	3. 血清钙磷乘积		>30~40	
	4. 血清碱性磷酸酶		儿童 5~15 菩氏单位,成人 1.5~4.0 菩氏单位	
	5. 血浆 25-(OH)-D_3		36~150nmol/L	
	1,25-$(OH)_2$-D_3		62~156pmol/L	
铁	1. 全血血红蛋白浓度		成人男 >130g/L,女、儿童 >120g/L,6 岁以下小儿及孕妇 >110g/L	
	2. 血清运铁蛋白饱和度		成人 >16%,儿童 >7%~10%	
	3. 血清铁蛋白		>10~12mg/L	
	4. 血液血细胞比容(HCT 或 PCV)		男 40%~50%,女 37%~48%	
	5. 红细胞游离原卟啉		<70mg/L RBC	
	6. 血清铁		500~1840μg/L	
	7. 平均红细胞体积(MCV)		80~90μm^3	
	8. 平均红细胞血红蛋白量(MCH)		26~32μg	
	9. 平均红细胞血红蛋白浓度(MCHC)		32%~36%	
锌	1. 发锌		125~250μg/ml(临界缺乏 <110μg/ml,绝对缺乏 <70mg/ml)	
	2. 血浆锌		800~1100μg/L	
	3. 红细胞锌		800~1100μg/L	
	4. 血清碱性磷酸酶活性		成人 1.5~4.0 菩氏单位,儿童 5~15 菩氏单位	
维生素 A	1. 血清维生素 A		儿童 >300μg/L,成人 >400μg/L	
	2. 血清 β-胡萝卜素		>800μg/L	
	24 小时尿	4 小时负荷尿	任意一次尿 /g 肌酐	血
维生素 B_1	>100μg	>200μg(5mg 负荷)	>66μg	RBC 转羟乙醛酶活力 TPP 效应 <16%
维生素 B_2	>120μg	>800μg(5mg 负荷)	>80μg	RBC 内谷胱甘肽还原酶活力系数≤1.2
烟酸	>1.5mg	3.5~3.9mg(5mg 负荷)	>1.6mg	
维生素 C	>10mg	5~13mg(500mg 负荷)	男 >9mg 女 >15mg	3mg/L 血浆
叶酸				3~16μg/L 血浆 130~628μg/L RBC
其他	尿糖(-);尿蛋白(-);尿肌酐 0.7~1.5g/24h 尿; 尿肌酐系数:男 23mg/(kg·bw),女 17mg/(kg·bw); 全血丙酮酸 4~12.3mg/L			

引自:林杰.营养与膳食.第 2 版.北京:人民卫生出版社,2013

二、实验室检查的质量控制

实验室质量控制不仅限于对实验过程的监测，还包括检测前实验室人员的管理、仪器设备质量控制、正确采集和标本运送，以及实验过程中如何正确选择质控物和试验结束后质量控制的综合评价等。

1. 检测人员的质量控制　检测人员应进行严格的岗前培训且均通过盲样考核。

2. 检测方法的质量控制　为保障实验室检测质量，必须使用相同的检测方法、同一型号的仪器设备和同一批次的试剂。

3. 现场实验室工作的质量控制

(1) 采样过程的质量控制：血样的抽取和处理应严格按照要求进行，保证样本具有代表性、实时性和可靠性。每份样品的采样均应由双人负责，一人采集、一人监督采样过程及复核标本信息。每份标本均现场填写采样记录，给予唯一性编号，不同样本避免混淆。

(2) 样本运输过程中的质量控制：样本采用冷藏运输至实验室，保证运输过程中的冷藏温度。

(3) 仪器设备的质量控制：实验中所用的仪器设备均需定期维护和保养，每次使用前保证较好的灵敏度和精密度。

(4) 试剂材料的质量控制：实验使用的标准液、试剂盒等试剂材料确保在有效期内使用。

(5) 对检验过程实施的质量控制：为掌握检测的精密度与准确度，及时指示误差大小和类型，保证实验室数据的准确性，要根据实际情况做质控图进行实验室的自我质量控制。

第五节　营 养 监 测

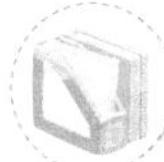

案例

某卫生学校营养专业学生拟对本校3000余名在校生开展营养监测，以发现本校学生在饮食与生长发育方面存在的问题。

请问：1. 此次营养监测活动应该设定哪些监测内容和指标？

2. 通过哪些步骤可以科学有效地完成监测活动？

一、概述

营养监测的概念是20世纪70年代初提出的，为了解和掌握公众的营养状况，除使用营养调查的方法外，还可以采用营养监测的方法。通过营养监测，可以确切地掌握某一时间段公众的营养状况，以及公众营养状况连续的动态变化，搜集和分析对公众的营养状况有制约作用的因素和条件，预测公众营养状况可能发生的动态变化，以便及时地采取措施，引导这种变化向人们期望的方向发展。

(一) 营养监测的定义

营养监测是指长期动态地监测人群的营养状况，收集与人群营养状况有关的社会经济等方面的资料，探讨从政策上和社会措施上改善营养状况的途径。WHO、FAO和联合国儿童基金会（UNICEF）专家联席会议对营养监测下的定义是："营养监测就是对社会人群营养进行连续的监护，以便做出改善居民营养的决定"。

(二) 营养监测的目的

人们的食物消费行为的改变,不仅对人们的营养状况和健康状况产生影响,还会使食物的需求发生变化,进而对食物的生产和国民经济发展规划产生影响。营养监测可为政府制定与食物、与营养有关的政策、措施及确定营养科研工作的重点提供信息和数据库,其目的可概括为以下几个方面:

1. 了解营养问题在时间、地点和人群中的分布情况。
2. 动态地观察人群营养状况的变化趋势。
3. 发现出现营养问题的易感人群,为制订合理的干预措施提供依据。
4. 发现人群营养状况的制约因素。
5. 通过连续监测资料的分析,评价干预措施的效果。
6. 确定食品与营养规划的工作重点。
7. 为国家制订或修订与营养工作有关的各项政策和规划提供基础资料。

(三) 营养监测的特征

与传统的营养调查比较,营养监测有以下特征:

1. 营养监测的工作对象是整个国家、地区的各种不同的人群,特别是需要重点保护的人群,如儿童、孕产妇等。重点分析和发现影响人群营养状况的社会因素,包括社会、政治、经济、农业等方面的各种因素,探讨可能采取的社会性措施。

2. 主要任务是研究营养政策。在全面分析营养状况及其影响因素的基础上,研究、制定、修订和执行营养政策。

3. 着眼点是一个国家或一个地区的全局。以有限的人力、物力分析和掌握全局的常年动态,在工作方式上倾向于进行宏观分析,其工作内容服从于完成宏观分析的需要。

(四) 营养监测对信息的要求

营养监测中,为了有效地制订、修改、监控及评价营养促进的计划、措施,必须首先获取各种营养问题的详细信息,包括问题的特征、范围、强度、严重程度及其原因、来源、随时间的变化情况等,同时还需要了解营养失衡的先兆。因此,营养监测信息必须以人群为基础,以决策行为为导向,敏感、准确、相关、及时、可稳定获取且能有效交流。

(五) 营养监测的功能

营养监测传统的功能主要是为国家、地区和部门的规划和政策的制定提供依据;对食品和营养规划的执行情况进行监控和评价;对食品短缺进行及时的预警。近年来,营养监测的功能进一步扩大,包括营养问题的确定、论证以及食物和营养结构调整政策的效果评价和监测。此外,还可以根据信息使用者的意愿和需求对营养监测系统的功能进行设计和调整。营养监测的主要功能如下:

1. 制定国家及部门的规划和政策　发挥营养监测系统的作用,通过对各种来源的数据进行分析、整理和解释,使各地处理食品、营养问题的经验得到综合的反映,在国家和部门的营养规划与政策的制订和调整方面给予数据支持。

2. 对公共营养项目进行监控和评价　作为公共营养的主要工作方法,营养监测可对营养改善项目的执行情况进行监控,通过收集和分析效应指标,对项目的效果进行评价。

3. 对食物短缺进行及时的预警　通过营养监测系统收集和分析人口状况、农业生产状况、居民的支付能力和食物的产储运销等社会经济状况资料,特别是农业产量、农户收入、降雨量、作物病虫害、牲畜疫病情况和存栏数等农业资料,可以对干旱、虫害等因素引起的食物

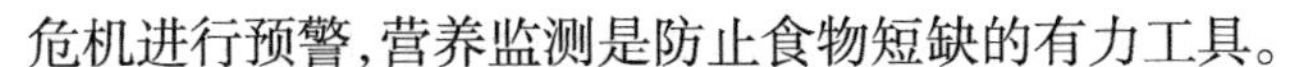

危机进行预警,营养监测是防止食物短缺的有力工具。

4. 确定营养现存问题,做好宣传动员　许多社会团体、为贫困和残疾人群服务的非政府组织和个人,愿意支持改善特定人群营养状况的营养改善项目。营养监测系统可以提供公众营养问题的特点、严重性、范围等方面的信息,引起和增强社会及有关人士对营养问题的重视和认识,因而有助于营养改善项目的制订和实施。同时,营养监测对项目有效性评价的信息可以为支持者决策的正确性提供佐证,增强他们的信心。

5. 对结构调整政策的效果进行监控　正确的产业结构调整政策可以提高政府的财政效益,营养监测是这些政策的制定和调整的基础。对过去制定的营养政策和与营养有关的食品经济政策在食物保障和改善贫困人口营养状况方面的实施效果进行监控,以便政府对政策进行调整,使政策发挥更大的效益,减少不利的影响。

二、营养监测内容与程序

(一) 营养监测的内容

营养监测的目的和功能是多样的,对应的营养指标也是多种多样的。本节主要阐述不同目的或功能的营养监测应该选择哪些指标。

1. 用于制定国家发展规划及政策的营养监测内容　营养监测的资料对制订国家的发展规划及政策是至关重要的。包括与营养有关的卫生政策和规划、食品援助计划、食品强化计划以及食品安全、食品标签、食品生产和流通方面的法规,为其提供信息和资料等。WHO推荐了国家发展规划和政策的营养监测指标(表3-12)。

表3-12　制订国家发展规划和政策的营养监测指标(WHO)

指标名称	指标内容
1. 卫生政策指标	(1) 卫生资源的分配及公平程度
	(2) 社区卫生保健的实施
	(3) 组织机构和管理程序
2. 与营养有关的社会经济指标	(1) 人口增长率
	(2) 国民总产值和家庭总产值
	(3) 收入分配
	(4) 工作条件
	(5) 成人识字率
	(6) 居住条件
	(7) 可获得的食品
3. 卫生保健指标	(1) 卫生预防措施
	(2) 初级卫生保健范围
	(3) 免疫接种
	(4) 转院治疗系统范围
4. 营养健康状况指标	(1) 儿童的营养状况及社会心理发展
	(2) 婴幼儿死亡率
	(3) 出生体重
	(4) 出生或某个年龄的预期寿命
	(5) 孕产妇死亡率

引自:蔡美琴.公共营养学.北京:中国中医药出版社,2005

2. 用于评价营养改善计划的营养监测内容　营养改善计划包括公共卫生措施、卫生预防措施及营养补充、营养康复、营养教育、食品强化等营养干预项目。为了评价这些营养改善计划的效果，需要对计划的实施过程进行监测，监测实施前后相关指标的变化。WHO 推荐的监测指标见表 3-13。

表 3-13　用于评价某些营养改善计划的营养监测指标（WHO）

营养改善计划	目标	指标	
		广泛推荐	不常用（主要用于研究）
学龄前儿童营养干预	1. 降低蛋白质 - 能量营养不良 2. 降低发病率 3. 降低婴幼儿死亡率	身高和体重的变化 年龄别身高 年龄别体重 身高别体重 疾病的发病率、发生次数、持续时间	临床症状 膳食摄入量 上臂围 皮褶厚度 幼儿死亡率
学校供膳计划	1. 改善营养状况 2. 增加食物摄入 3. 提高入学率和出勤率 4. 提高教学质量	身高、体重的纵向测定 入学、到校人数	其他人体测量和生化指标 食物消费量 教学质量指标
营养加餐	1. 提高生产率 2. 增加收入及食物消耗	家庭支出调查	体力活动 能量消耗
营养康复	1. 儿童康复 2. 成人康复	临床症状 人体测量 体重增加	
孕妇营养加餐	1. 降低分娩危险 2. 降低低体重新生儿 3. 降低婴儿死亡率	孕期体重的变化 婴儿出生体重的变化	围生期死亡率、婴儿死亡率

引自：WHO 营养监测，1988

3. 为预警和实施干预计划而进行的营养监测内容　在影响食物的因素中，水灾、地震、干旱、农作物病虫害、牲畜疫病以及食物生产的不足、运输问题等都可导致食物供给的不足，引起人群的营养不良。这类营养监测具有较好的预见性，可以定期地、经常地对收集的信息进行评估，尽早地掌握食物供给不足的征象，通过预警和实施有针对性的干预计划，避免严重的食物短缺，预防和减轻人群，特别是重点人群的短期营养状况恶化。

在各种营养状况指标中，身高别体重是反映近期的食物短缺最有用的指标。年龄别身高、年龄别体重在很大程度上可以反映长期的食物短缺。为了使数据的收集和分析更为准确有效，应把监测的重点集中于易受影响的家庭和个人，即对“警戒”样本进行监测，监测指标包括身高、体重、临床症状和体征。当食物的短缺影响到他们的营养状况时，应同时对家庭及其所在地区实施干预计划，采取紧急救援行动，进行食物救济或补助。

4. 针对与膳食有关的慢性病危险因素而进行的营养监测内容　营养对心脑血管疾病、癌症、慢性呼吸系统疾病、糖尿病等慢性病的发生、发展和预后的影响越来越明显，可以根据不同性别、不同年龄的健康危险因素、易患疾病和死亡原因的不同，确定监测项目。对慢性病常用的监测项目有：人群的死亡情况、死亡原因；人群的营养状况，包括食物和营养素的摄入量、钠摄入水平、膳食结构；个人不良的行为（吸烟、酗酒、运动不足、膳食不平衡、生活无规律等）、家族史、职业等；与健康促进有关的政策法规的颁布和实施情况；健康教育和健康促进开展的情况；暴露于不良的生活环境和生产环境中的环境因素；身高、体重、臀围、腰围、血压、血脂、血糖、心电图、B超、X线检查等。

（二）营养监测的程序

营养监测的工作程序包括3个方面：数据收集、数据分析、信息发布和利用。通过不断地收集、分析、传播和使用与营养有关的资料，研究、制定、修订和执行营养政策，实施营养改善措施。WHO提出了营养监测的组织形式流程图（图3-4）。

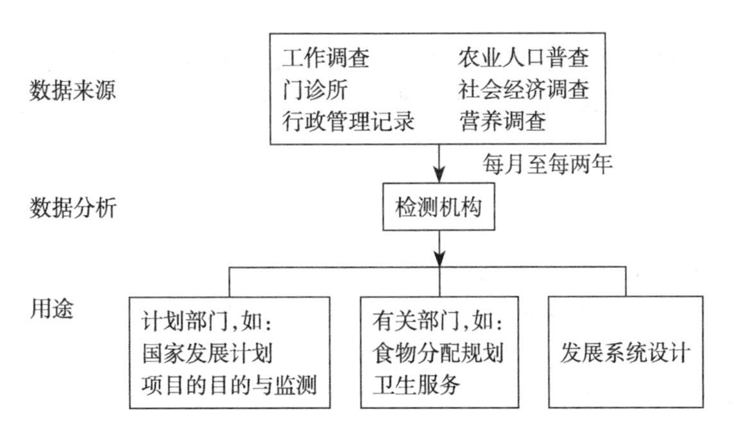

图3-4 用于制定保健及发展计划的监测系统的示意图（WHO84001）

1. 确定监测点和监测人群 监测点的选取和监测人群的确定是建立营养监测系统的基本环节。监测点选择和监测人群要求既要保证样本有代表性，又要避免过多地耗费人力和财力。可以采用随机抽样的方法，也可以根据监测目的采用其他的抽样方法。监测点可以是一个行政区（县），也可以是一个社区、一个学校、一个幼儿园或一个其他单位。

选择的监测点要具备基本的条件，对监测点的要求包括如下几个方面：

（1）领导重视，组织健全，在营养监测点要成立营养监测领导小组，负责领导和协调营养监测工作。

（2）具体负责营养监测工作的人员要经过专门培训。

（3）有健全的营养监测工作网络。

（4）有健全的工作制度、工作程序、质控和考核制度、资料管理制度。

（5）能保质保量地完成监测任务。

（6）能分析利用当地的营养监测资料，为制订当地的规划和政策提供科学依据。

抽到的监测点必须经过建设才能成为合格的监测点。重点抓工作制度的建立、必要设备的配备和人员的培训。如果经过建设仍不符合上述要求，可在同类地区进行调换。

2. 确定监测指标 营养监测是定期地、有规律地收集有关指标，通过对指标的分析和评价，监测各类人群的营养状况，以便较早地把握营养失调的征兆和变化动态，及时地采取必要的措施。

营养监测指标是由一组数据组成的。例如，儿童的体重是一个测量数据，将所测的体重数据与参考体重比较，就可以说明其营养状况。选择监测指标时应考虑以下几个特点：

（1）灵敏性：灵敏性指检测出真实阳性（如真正的营养不良者）的能力，选用的指标必须是很灵敏的，最好在明显的营养失调症状出现以前就能较早地把握征兆，并能够预示变化的趋势。

(2) 特异性：特异性是指排除假阳性（如非营养不良者）的能力，也就是说指标不仅能发现真正的阳性者，又可排除假阳性者。例如，血红蛋白在发现缺铁性贫血者方面是一个特异性指标，但它在发现其他原因引起的贫血方面的特异性则不强。

(3) 可行性：可行性是指所选择的指标是否被监测的地区和人群接受，指标的可行性可从人群的参与程度、仪器设备和操作的复杂程度、所需费用的多少、结果统计分析处理的难易程度等方面考虑。另外，指标宜少不宜多，以便于监测，应尽可能采用现成的资料，以增加指标的可行性。

3. 收集监测数据　收集营养监测数据时，除了依靠营养工作者以外，还要依靠营养监测以外其他方面的工作人员，必须明确数据收集者的职责和分工。营养监测资料的质量控制应该贯穿于监测工作的全过程。质量控制涉及调查人员，收集的方法、要求和标准，数据的填写、复核、录入、汇总等诸多方面，保证各监测点都能按照统一的要求收集资料，对提高资料的准确性有重要的意义。

在营养监测系统中，信息资料的收集可以通过以下几种方式进行：

(1) 监测过程中调查获得的资料，如营养素和食物摄入情况，体格检查和生化检查数据等。

(2) 政府相关部门的统计资料。

(3) 卫生部门常规收集的资料。

(4) 人口普查资料。

4. 分析利用监测资料　营养监测资料分析的方法一般有描述性分析、趋势性分析和干预性分析。从所收集的大量数据中，选择合理的统计指标，采用相应的统计分析方法，从中得出有价值的结论。这些结论通过各类媒体提供给信息的使用者，更重要的是，作为国家或地区制订营养政策和规划、评价特定的营养改善项目的理论依据。

本章小结

本章主要介绍了营养调查与评价以及营养监测。全面的人体营养调查包含了膳食调查、体格检查、营养缺乏病的临床体征检查、营养状况实验室检查，掌握和运用营养评价的常用指标及评价标准，是营养与保健专业学生的一项基本技能。营养监测是对特定人群开展长期动态地营养状况监测，主要探讨从政策上和社会措施上改善营养状况的途径。

（陈　方）

目标测试

A1 型题

1. 生熟比是指
   A. 生食物体积 / 熟食物体积
   B. 熟食物体积 / 生食物体积
   C. 生食物重量 / 熟食物重量

D. 熟食物重量/生食物重量

E. 生食物餐中所占比例/熟食物餐中所占比例

2. 关于24小时回顾法的说法,错误的是

A. 24小时回顾法所用时间短

B. 24小时回顾法常用于评价全人群的膳食摄入量,也适合描述不同组个体的膳食平均摄入量

C. 24小时一般指从最后一餐吃东西开始向前推24小时

D. 3天24小时回顾法不一定需要3天连续进行

E. 不适合7岁以下的儿童和超过75岁以上的老年人

3. 某学校食堂一天早、中、晚餐各有100、140、90名学生用餐,则按照餐次比30%、40%、30%,该日的总人日数为多少

A. 100　　B. 110　　C. 113

D. 330　　E. 1130

4. 如果要了解一所幼儿园幼儿的膳食结构,应采用的方法是

A. 24小时回顾法　　B. 膳食史法　　C. 记账法

D. 化学分析法　　E. 面对面调查法

5. 某患者体质指数(BMI)为26,其营养状况为

A. 低体重　　B. 正常　　C. 超重

D. 肥胖　　E. 过度肥胖

6. 某18岁中学男生,其Vervaeck指数测定为81.5,其营养状况为

A. 优　　B. 良　　C. 一般

D. 不良　　E. 差

7. 某生近一周常出现牙龈出血现象,可能缺乏的维生素是

A. 维生素A　　B. 维生素C　　C. 维生素B_1

D. 维生素B_2　　E. 烟酸

8. 营养监测的功能不包括

A. 制定国家及部门的规划和政策

B. 对公共营养项目进行监控和评价

C. 为个人提供营养咨询和指导

D. 对食物短缺进行及时的预警

E. 确定营养现存问题,做好宣传动员

A2型题

9. 某养老院共有84名老人居住,其中75岁以上老人有46名,所有老人三餐全部在养老院内进行。现有1名营养师计划对该养老院进行膳食调查,但无法投入太多人力物力,请问他最好采用的方法是

A. 称重法　　B. 记账法　　C. 24小时回顾法

D. 膳食史法　　E. 化学分析法

A3/A4型题

(10~11题共用题干)

某轻体力劳动者一天摄入的蛋白质为42.6g,脂肪为63.0g,碳水化合物218.3g。

10. 他的膳食中脂肪的能量比例为

A. 35% B. 36% C. 36.2%
D. 37% E. 40%

11. 他的脂肪摄入量情况为

A. 明显不足 B. 基本达到要求 C. 轻度超标
D. 明显超标 E. 无法判断

(12~14题共用题干)

公共营养师利用24小时回顾法在家庭(父、母和12岁儿子)进行膳食调查时,询问男主人,得知昨天晚上全家三口人吃了500g米饭、250g鱼、500g青菜、两个鸡蛋、200g西红柿。在问及每个人的摄入量时,被调查者不知道,并说就按三人平均吃就可以,调查员将三人平均值分别填入了三个人的调查表中;然后调查员又问用了多少盐、油和味精,被调查者自己也说不清楚,调查员用时2个小时结束了调查,回办公室计算结果。

12. 调查时正确的做法是

A. 膳食调查方法 B. 摄入量填写三人平均值
C. 忽略油盐 D. 询问男主人
E. 2小时完成调查

13. 如补充油盐用量调查,更准确的做法是

A. 24小时回顾法 B. 称重法 C. 食物频率法
D. 膳食史调查法 E. 询问法

14. 如分别计算一家三口各自的膳食营养素摄入,现有数据下准确的做法是

A. 调查每个人的实际食物摄入量
B. 用标准人方法进行计算
C. 用混合系数方法进行计算
D. B+C
E. A+B+C

B1型题

(15~18题共用备选答案)

A. 营养素充足比例 B. 平均充足比 C. 营养密度指数
D. 三餐能量分配 E. 食品种类数

15. 为重度肥胖患者提供营养餐的膳食调查评价方法是
16. 详细评价某人某天食物种类多样性的膳食调查评价方法是
17. 某人一天中摄取的钙含量是否充足的膳食调查评价方法是
18. 综合评价某人某天各种营养素的摄入情况的膳食调查评价方法是

第四章　社区营养

学习目标

1. 掌握：社区营养的工作方法；营养教育的概念、目的、程序和方法。
2. 熟悉：社区营养要解决的问题、社区营养的工作内容；社区动员和社区营养干预；营养教育的模式。
3. 了解：社区营养的定义。

随着社会政治、经济、文化的进步和发展，人民的生活和健康状况也发生了巨大的变化。在我国营养相关健康问题方面，既有与高脂、高能量等饮食习惯密切相关的肥胖、糖尿病、冠心病等非传染性疾病，又存在与贫穷、资源缺乏有关的营养缺乏、贫血等疾病。要科学地应对营养与健康问题，重要措施之一就是要改变不合理的膳食习惯，建立有益于健康的生活方式。社区营养就是面向广大居民，解决营养问题的重要手段。

第一节　概　　述

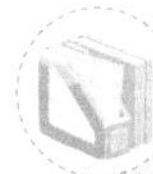

案例

某村总户数280户，总人口1300人，15岁以上女性345人，男性315人，5岁以下儿童218人，其中1岁以下54人，村庄离城镇较远，家庭人均收入较低，文化程度不高，以马铃薯、红薯、小麦为主食，蔬菜和水果种植较少，一般只有在节日才吃家禽、蛋、肉食品。新生儿母乳喂养约18个月，到1岁左右添加红薯粥或土豆泥为辅食。

请问：1. 该村可能存在的营养问题是什么？

2. 如何解决该村的营养问题？

WHO关于“社区”的定义是指一个有代表性的区域，人口数为10万~30万，面积为5000~50 000km^2。在我国，社区主要是指城市里的街道、居委会或农村的乡（镇）、村。社区一般由人口、地域、生活服务设施、特有的文化背景和生活方式、一定的生活制度和管理机构五个要素构成。同一社区具有共同的地理环境和文化，也有共同的利益、问题和需要。

一、社区营养的定义

社区营养是指在社区内应用营养科学理论、技术和社会性措施，研究和解决社区人群营养问题。主要包括食物生产和供给、膳食结构、饮食行为、社会经济、营养政策、营养教育以及营养性疾病的预防等方面的工作。

社区营养的目的是通过开展营养调查、营养干预、营养教育等工作，提高社区人群的营养知识水平，改善膳食结构，增进健康，进一步提高社区人群的生活质量，同时为国家或当地政府制定食物营养政策、经济政策及卫生保健政策提供科学依据。

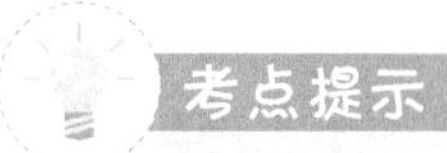

社区营养要解决的主要问题

二、社区营养要解决的问题

1. 食物的生产和供给　食物的生产和供给受季节、地域、社区服务设施、经济情况等因素的影响。将营养工作内容纳入到初级卫生保健服务体系，有利于提高社区居民的营养知识水平，合理利用当地食物资源改善营养状况。

2. 膳食结构　开展多层次、多角度的营养知识宣教，注重其科学化、通俗化及生活化，可以使社区居民掌握一定的营养知识，养成合理的膳食习惯，达到膳食平衡。

3. 饮食行为　饮食行为的好坏，直接影响着脾胃功能的消化及营养的吸收。合理营养、充足的睡眠、积极休息、适量运动、讲究个人卫生、保持规律的生活节奏等良好的饮食行为有助于机体的健康。不良的饮食行为有害于机体的健康，包括进食过多或过少、偏食、挑食、进食不规律、食物加工方面存在问题等。

4. 社区经济　社区经济作为一种市场需求，可以促进商业、饮食、文娱、信息等一些相应产业的发展，既可提高经济效益和社会效益，又可提高社区居民的生活水平。通过人们的职业、收入情况，辅助了解当地群众是否有足够的购买力。

5. 营养政策　改革开放以来，特别是近年来，党和政府更加重视民生，更加重视完善社会保障制度，加快教育、卫生等各项社会事业改革与发展，出台了一些相应的营养政策，如学生营养餐、食品强化、社区营养干预等。

三、社区营养的工作内容

1. 社区人群膳食营养状况监测和指导　开展社区人群营养监测是社区工作者的重要内容。营养状况监测的目的是为了全面了解被调查社区人群的食物消费水平、营养素摄入量，从而评价膳食结构是否合理、营养是否平衡等。同时，通过膳食营养监测可找出存在的营养问题，以便提出改善措施。

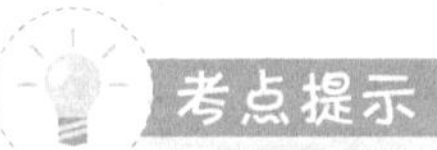

社区营养工作的主要内容

2. 营养与疾病调查和信息收集　通过营养流行病学调查，收集和分析各种因素与疾病发生的关系，如年龄、职业、教育程度、食物生产、家庭收入、饮食行为、生活习惯、社会心理等。研究人群中因营养素摄入不足引起的营养缺乏病（夜盲症、佝偻病、骨质疏松症、缺铁性贫血、甲状腺肿大等）以及营养过剩导致的慢性疾病（肥胖、高血脂、高血压、动脉粥样硬化、冠心病、糖尿病、肿瘤等），整理统计并上报。

3. 保健和营养干预　针对人群中存在的营养问题，选择和采取特定的营养干预措施。例如针对预防维生素C缺乏症，采取维生素C强化食品、维生素C补充剂，或通过扩种家庭菜园、果园等措施增加蔬菜、水果生产，改善由于维生素C供给不足引起的营养不良。在社区营养干预的同时，需要加强营养监测，掌握人群营养状况的变化趋势，以便进一步改善现行计划或制订下一步的行动计划，同时可对营养恶化的可能性做出预警，如自然灾害可能造成粮食生产不足，根据监测数据的预警，可尽早采取弥补措施。

4. 营养教育和咨询服务　针对社区主要健康问题，采用适宜的方式，向社区群众宣传国家的营养政策及营养知识，如“中国食物与营养发展纲要”、“中国居民膳食指南”、“中国居民平衡膳食宝塔”等，通过营养宣传教育活动，使社区广大群众提高营养知识水平，科学饮食、合理膳食、培养健康生活方式，增进健康。

第二节　社区营养工作的程序和方法

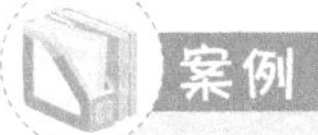

李先生是某社区一名营养工作者，刚接到新的工作安排，社区要开展人群营养和健康调查。

请问：1. 李先生如何设计社区居民营养与健康调查表？

2. 根据调查的情况，如何制订社区项目目标？

3. 根据社区项目目标，如何选择可行的社区干预计划？

一、社区营养的工作程序

社区营养工作的程序主要分为现状调查、确定社区营养项目目标、制订社区营养干预计划、执行干预计划、干预项目效果评价五个方面。工作流程见图 4-1。

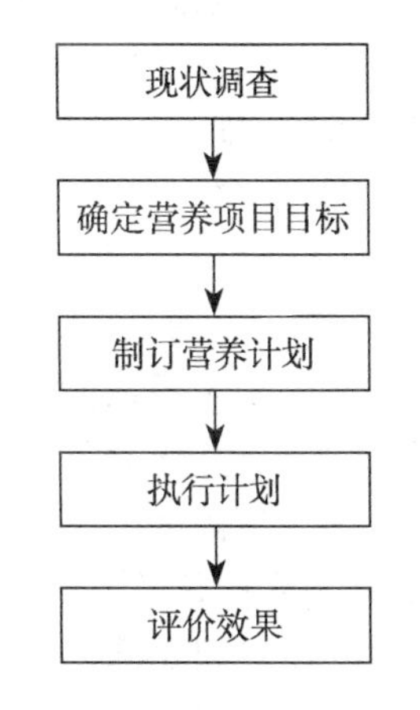

图 4-1　社区营养工作流程

二、社区营养的工作方法

(一) 现状调查

开展社区人群营养和健康调查是社区工作的重要内容，目的是为了全面了解被调查社区人群的食物消费水平，营养素的摄入量，评价膳食结构是否合理、营养是否平衡等。同时了解营养相关疾病，如肥胖、高血压、高血脂、动脉粥样硬化、糖尿病、肿瘤、骨质疏松症等常见慢性疾病的发生情况；应用营养流行病学的调查和统计学方法，总结对社区人群营养状况以及疾病发生影响的各种因素，如年龄、职业、教育程度、食物生产、家庭收入、饮食行为、生活习惯、社会心理、生态环境等，为有针对性地采取预防对策提供科学依据。

1. 收集社区基础资料　包括该社区人口组成，不同年龄人群的身高、体重等体格测量资料，与营养有关的疾病发生率、死亡率及死亡原因等资料，经济状况，受教育的程度，宗教信仰，生活方式，供水情况，食物生产与贮存等。

2. 获得社区资料的途径　从现有统计报表、体检资料、学术研究报告或调查数据中获取信息；通过访谈、专题讨论收集定性资料；以现况调查、信函调查、电话调查等方式收集定量资料。

3. 确定营养问题　在现状调查的基础上，对所存在的营养问题进行综合分析，找出社

区急需解决的重大问题。通过整理分析,理清以下几点:

(1) 哪些人出现营养问题或营养性疾病,其年龄、职业、经济水平、民族等情况。

(2) 存在何种营养问题或营养性疾病。

(3) 营养问题的程度或引发营养性疾病的相关原因。

4. 分析营养问题的原因　对社区人群进行简略的调查和评估,发现和分析其主要营养健康问题及其对生活质量的影响,进一步从知识、态度、行为等方面分析问题的深层次原因;同时对与营养有关的人力、财力、物力资源,以及政策和信息资源进行了解和分析;总结该人群在膳食营养方面哪些行为可以改变,哪些行为不能改变或难以改变。以便充分认识社区人群特别需要的营养健康信息,为制订计划提供可靠依据。

(二) 确定社区营养项目目标

根据现状调查的情况,确定社区营养项目目标。

项目目标是陈述通过开展相关活动所要获得的结果和成果。项目目标应描述得准确、清楚,使项目执行者明确应做什么。同时还应有衡量标准,包括开展项目所花的时间和活动要达到的质量等,以便辨别活动开展的是否顺利。项目目标要根据当地条件来制订,做到切实可行。确定项目目标时需要考虑的几个方面:

1. 特定目标人群营养问题的程度、性质和原因。

2. 干预项目涉及的范围、拥有的资源、社会参与等因素。

3. 拟选干预实施的意义、干预的有效性、实施的可行性、成本效益、是否有易于评估等。

(三) 制订社区营养干预计划

计划是一个周密的工作安排,需要根据社区项目目标选择可行性干预措施并进行具体的活动安排。

1. 总体计划的主要内容

(1) 对项目背景的描述。

(2) 总目标及具体的分目标。

(3) 拟定采取的营养干预措施。例如:普及营养知识、推行食品强化、补充营养素、改善婴儿喂养、推行学生营养餐、扩种家庭菜园和果园、推广家庭养殖业、改善环境卫生条件等。

(4) 所需的人力、物力清单。人力包括培训班师资、家庭菜园和果园以及养殖业推广的农业技术指导员等。物力包括营养宣传资料、蔬菜种子、化肥等。

(5) 时间安排。例如何时社区动员、何时举办培训班、何时进行家庭随访等。

(6) 经费预算。包括现场组织管理、培训班、现场调查、实验室检查、营养教育材料制作印刷、采购蔬菜种子和化肥、果树苗等的费用。

(7) 执行组织机构、领导及各协作单位的参加人员名单。

(8) 项目的评价方案,包括过程评价和效果评价。

按照上述总体计划,制订年计划表和日程表。制订年计划表应注意避开传统节假日及影响现场工作的重要时期,如农村农忙季节等。日程表是管理项目的重要手段,项目工作人员要求每天按日程进行工作,并将每天做的事情(工作例会、现场动员、现场调查、家庭访问等)做详细的工作记录。记录要做到及时、突出重点、清楚易懂。

2. 制订项目计划的要求

(1) 针对性:通过安排的活动计划能够实现项目具体目标。

(2) 可行性:计划能否在执行过程中顺利开展,主要取决于计划活动所涉及的资源、技术、经费、时间、社区的参与性等是否符合或满足要求。

(3) 易于确定靶目标:活动计划应能够针对项目所选定的高危人群产生效果。

(4) 开支经费低:选择最低限度的经费开支,应优先选用花钱少、效益高的措施。

(5) 易于评估:活动计划能较好地体现预期的项目目标,有一定的评判标准和可测量性。

(四) 执行干预计划

在执行计划的过程中,除了营养工作人员认真细致的工作以外,还应广泛发动和依靠群众,并注意保持部门间的协调配合。要在当地政府的领导下,与农业、商业、教育、卫生等部门共同协作,明确各部门的任务,建立良好的工作关系。各部门之间相互沟通,共用资源,节省开支。同时,做到各负其责,如营养专业人员主要负责营养教育、营养咨询和营养调查等;医院人员负责临床检查和临床治疗;农业技术人员负责农业生产技术指导,开发农作物新品种,增加水果、蔬菜生产,发展养殖业等;工商部门工作者负责协调食物的供给等。

执行计划时要做好项目的档案、收支账目及现场工作的管理;做好项目报告制度,包括项目的工作进展报告、经费报告、总结报告及评价报告;要严格执行计划中所制订的各项活动及时间安排,并进行监测,以便及时发现问题并进行修正。

(五) 干预项目效果评价

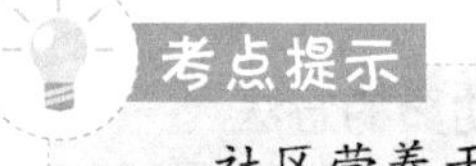

社区营养干预项目效果评价

计划执行结束或在执行过程中,对各项措施的效果要进行评价。通过评价可以知道项目取得了什么成绩,是否达到预期的目的,营养项目的资源是否合理利用、有什么成果、存在什么问题等;同时,也为下一阶段的计划提供重要的科学依据。

效果评价可围绕以下几个方面:

1. 投入　开展项目所投入的资源(经费、食物、材料、交通等)和服务方劳动力、后勤等。如经费是否到位,使用是否合理,是否做到低成本高效益等。

2. 产出　与投入有关的结果,也是对项目执行效果的评价。如覆盖率、增加食物生产、增加家庭收入及增加食物购买力等是否达到预期目标。

3. 效果　各种改善措施对营养健康状况的改善,以及产生行为和生理变化的效果。如知识提高、观念转变、行为和能力改变、营养不良发病率降低、死亡率的变化、儿童生长发育改善等。

4. 效益　由于改善措施增进人体健康而带来的社会效益和经济效益。如提高劳动生产率,增强体力、智力,延长寿命,提高生活质量,降低医疗保健成本等。

第三节　社区动员与社区营养干预

社区营养工作的开展需要与社区领导和居民建立互动的关系,针对营养不良和缺乏病以及营养过剩引起的慢性病,如高血压、糖尿病等营养问题,社区居民需要了解营养知识,如了解如何平衡膳食、营养与疾病的关系、如何培养良好的饮食行为和生活方式等。社区工作者应根据社区营养工作的需要,通过社区动员,采取各种营养干预措施,解决社区居民的营养问题。

一、社区动员

(一) 社区动员的概念及目的

1. 社区动员的定义　社区动员是将满足社区居民营养需要和增进健康的目标转化成

为社区居民广泛参与的社会行动过程。营养工作人员和社区居民(包括各层领导)在社区营养工作中需要相互理解、相互支持和相互配合,才能很好地完成改善社区居民营养状况的复杂任务,社区动员对实现这一互动过程将发挥关键性的作用。

2. 社区动员的目的　社区动员的目的在于鼓励和动员社区居民、有关政府部门及社会团体积极参与社区营养工作,争取人力、财力、物力(如社区卫生服务人员、经费、宣传资料、物品、知识技能等)方面的支持,采取行动以便解决社区的营养问题。

(二) 社区动员的指导原则

社区动员是营养工作人员和社区居民共同参与的一个行动过程。在工作中需要相互理解、相互支持和相互配合、共同协作,将社区营养工作融入到整体工作中去,促进社区营养工作的发展,改善社区居民的营养生活水平和营养状况,提高社区居民的生活质量。

(三) 社区动员的特点

社区动员是一个项目或任务的开始,而非一个任务的过程,安排时间不能太长,所以,要求在有限的时间内取得良好的效果,一般要求语言或动作要生动,有刺激性、倾向性、实际性、利益性。

社区动员涉及的部门多,人员复杂;多学科之间相互联系,知识覆盖面广;工作细碎繁琐。

(四) 社区动员的方法

1. 社区动员的主要组织形式

(1) 动员政府部门积极参与:争取各级政府领导对项目的重视和支持是项目能否顺利开展和可持续发展的重要条件。应通过多种方式和途径向各级政府领导宣传项目对保护人民健康和发展社会经济的重要意义,争取把项目目标作为各级政府的工作职责列入议事日程,统筹规划,增加投入,制订正确的方针政策,加强领导。尽可能创造机会让各级领导出面宣传项目的意义。

(2) 建立和加强部门间的沟通、协调和合作:保护人民健康涉及社会生活的各个方面,单靠卫生部门不可能解决与健康有关的各种问题。应在政府协调和统筹安排下通过部门间协商,明确共同目标,加强合作,共享专长、技能和资源,提高效率和效益。

(3) 动员社区、家庭和个人主动参与:社区是健康促进的基本场所,应向社区决策者大力宣传项目的重要意义,明确他们对社区居民的责任,提供训练,帮助他们了解和掌握健康促进的实用知识和方法,提高领导能力,获得项目实施所需的资源。社区的基层组织(居民委员会、组)是健康促进的重要力量,应注意发动他们参与项目的各种活动。家庭是社会的细胞,对家庭成员要宣传个人的健康责任、人人享有基本卫生保健的权利,人人也都有参与的义务,应提供各种机会使他们能经常可靠地参与决策过程,学习能保护健康的营养、环境知识和行为技能。

(4) 动员非政府组织的参与:非政府组织主要包括各类社会团体,如国家和各省市自治区的营养协会、食物与营养咨询委员会、学生营养与健康促进会、消费者协会、食品协会、老年协会、妇联、青联、工会、志愿组织等。随着我国改革开放的深入,这些非政府组织在社会发展中的作用日益重要。应注意通过多种形式,如邀请参加会议、分发简报、个别接触等,以提高这些组织中的关键人物对项目意义的认识,鼓励他们提意见、参与决策,促进社区营养工作的开展。

(5) 动员专业人员参与:专业人员是革新的倡导者,是项目计划、实施和评价的基本技术力量。专业人员的素质和技术水平对保证项目的顺利实施及质量有十分重要的意义。在基层的卫生人员是许多项目工作的具体执行者和卫生服务的提供者,他们的工作直接影响项目工作和广大居民享有卫生保健的质量,影响居民的保健意识和健康行为,因此,动员广大基层卫生人员自觉参与至关重要。根据项目工作需要对各类专业人员进行多种形式和途径的培训,使其明确在项目中的职责和权利,提高他们健康促进的知识和技能是保证实现项目目标的重要条件。

2. 有效的宣传和交流　利用各种宣传媒介,广泛开展社区性营养宣传活动,争取各部门领导、各组织人员、社区家庭和个人的积极参加,有利于社区工作的开展。

社区动员是一个交流沟通的过程,沟通是通过语言和非语言交流来影响或改变教育对象的态度或行为的方法,沟通是双向交流的过程,营养工作者要善于掌握各种交流和沟通的技巧,使动员项目工作顺利进行。

3. 社区动员计划效果　社区动员的计划效果可以通过近期、中期和远期的效果进行评价。近期计划效果即动员政府部门的参与,建立部门间的沟通、协调和合作,动员社区、家庭和个人、非政府组织、专业人员主动参与。中期计划效果主要指各部门领导、各组织人员、社区家庭和个人的参加情况,与各部门间的沟通、协作和合作情况,争取他们在人力、财力、物力(如社区卫生服务人员、经费、宣传资料、物品、知识技能等)方面的支持,以便解决社区的营养问题。远期计划效果指将满足社区居民营养需要和增进健康的目标转化成社区居民广泛参与的社会行动。

二、社区营养干预

社区营养干预是以提高社区人群的营养、改善膳食结构、预防和控制营养不良、增进健康、提高社区人群的生活质量为目标,同时为国家或当地政府制定食品营养政策、经济政策及卫生保健政策提供科学依据。

营养干预常针对特殊营养问题的不同危险因素选择不同的干预活动。干预内容和方式很多,如营养强化、营养教育、营养政策、食物供应、饮食行为等。由于我国地理环境复杂,人口众多,因此,在进行社区营养干预前,首先要进行现状调查,以发现社区的主要营养问题,并针对这些问题,设计出切实可行的干预模式。

(一) 社区营养干预措施的选择

1. 社区营养干预的基本原则

(1) 严重性:选择的干预措施能纠正或预防对本地区人群有较大危害的营养和健康问题。

(2) 可行性:在资源允许、得到政府或管理机构的关注和支持的情况下采取的干预工作。

(3) 合作性:社区成员的功能和相互作用都在一个特定的社会结构中,这个结构对成员的价值观和行为起到制约作用。社区中个人、家庭、人群的行为和价值系统可能与本人有很大区别,确认营养和健康干预与社区居民的健康需求保持一致是与社区建立合作关系的第一步。

2. 社区营养干预的步骤与方法　社区营养干预是指在社区内有计划、有组织地开展一系列活动,创造一个有利的健康环境,使社区居民认识不合理的饮食习惯并予以纠正,以达到促进健康、提高生活质量的目的。社区营养干预步骤如下:

(1) 社区诊断:社区诊断是通过社区咨询、收集现有资料、专题小组讨论和深度访谈等定性研究方法以及问卷调查等收集社区资料并进行分析,了解优先需要解决的卫生问题、健康问题、资源问题,干预的可行性和障碍、主要策略以及如何实施等。

(2) 制订目标

1) 总目标:即总的长期目标。

2) 分目标:通过一定时间干预能达到的可测的目的。包括何时、何地、对谁、达到什么变化、变化多少。

(3) 确定目标人群:分类列出目标人群,包括年龄分类、职业分类、经济水平、民族、文化程度、居住情况等。

1) 一级目标人群:指建议健康行为改变的实施对象,即受影响最大或处于该营养问题的高危人群。

2) 二级目标人群:指对一级目标人群有重要影响(如能激发、教育、支持和加强一级目标人群的信念和行为)的人,如卫生保健人员、家庭成员等。

3) 三级目标人群:包括决策者、领导、提供资助者等。

(4) 营养干预计划和选择:选择适当的营养干预是解决营养问题的先决条件,应根据社区不同的营养问题,采用不同的营养干预措施。由于受人力、物力等条件的限制,选择的干预措施不宜过多,一般只需要选择主要的干预措施。

1) 营养干预措施的选择和排序:根据分析,对相应的干预措施进行高、中、低排序后进行优先选择。选择和排序主要取决于以下因素:①特定目标人群存在的该营养问题的程度、性质和原因;②干预项目涉及的范围、可利用的资源以及社会参与等原因;③干预措施的意义、干预的有效性、实施的可行性、成本效益、易于评价,干预的可持续性等。

2) 确定干预手段:对社区营养问题进行全面分析,确定最有意义的干预手段,如营养教育、推广家庭菜园、食物强化等。干预措施和手段应能解决相应的社区营养问题。

3) 确定营养干预方案和措施:初选的营养干预方法在纳入项目之前,应按照标准要求仔细分析其可行性,参考有关文献,并向有关专家和社区人群代表咨询,在此基础上最终确定营养干预方案和措施。

(二) 社区人群高血压干预项目

1. 项目意义 高血压是常见的慢性病,也是导致心血管疾病和肾病的重要危险因素。研究资料表明,不合理的膳食结构、肥胖、精神紧张或缺乏运动是诱发高血压的重要危险因素。例如食盐摄入过多可使高血压发病率提高。我国北方人群食盐摄入量较多,高血压患病率(7.5%)明显高于广东等南方城市低盐饮食的人群(3.5%)。理论和实践都证实了有效的干预措施可降低高血压患病率及由高血压导致的心脑血管疾病的患病率。因此,高血压的防治具有可干预性和效益性,在社区人群中开展高血压的营养干预应作为防治慢性病的优先项目。

2. 社区的营养问题调查分析 经调查发现某社区35岁以上人群高血压患病率为13%,脑卒中死亡率为1.5‰,人群中80%摄入高盐饮食,70%摄入高脂饮食。许多人缺乏营养知识,对高盐与心脑血管疾病关系的知晓率只有40%,高脂饮食与心脑血管疾病关系的知晓率为50%,高盐、高脂饮食摄入率分别为80%和70%,认为体力劳动者应多吃盐,不吃盐会没有力气;不知道要定期了解自己的血压和血脂情况;人群中正常血压知晓率为50%,不知道高血压与卒中有关;35岁以上人群仅5%的人每年测血脂、60%的人每年测血压;只有30%的高血压患者按时服药、积极治疗。

3. 项目目标

(1) 总目标:2年内该社区人群高血压患病率从13%下降到8%,5年内脑卒中死亡率从1.5‰下降到1‰。

(2) 分目标

1) 对高盐、高脂饮食与心脑血管疾病的关系知晓率分别从40%和50%提高到90%(知识改变);50%的厨师会烹饪低盐、低脂的食品(环境支持)。

2) 高盐、高脂饮食摄入率分别从80%和70%下降到30%。

3) 人群中正常血压知晓率从50%提高到90%;80%医生掌握健康促进有关知识;80%的医生在临床诊断时对病人给予健康促进有关咨询;医院设立首诊病人测量血压的制度。

4) 35岁以上人群每年测血脂率从5%提高到50%,测血压率从60%提高到90%;高血压患者按时服药、积极治疗从30%增加到70%。

4. 干预措施

(1) 开展社区营养教育活动:通过举办培训班,分发科普材料,使社区人群了解"中国居民膳食指南"和"中国居民平衡膳食宝塔";学会如何调节膳食结构,做到合理饮食;了解高盐和高脂饮食与高血压和心脑血管疾病的关系;定期测量血压及如何控制血压;熟悉如何纠正不良的饮食习惯等。

(2) 高危人群管理:由街道办事处、社区卫生服务中心、志愿者组建高血压监控网络;建立健康档案;对高血压病人定期随访,每月至少测血压1次;定期监测社区35岁以上人群血压,及时发现并处理不正常血压;纠正不良饮食行为和生活方式;强化高血压规范管理及个体化指导,包括药物和非药物治疗;高血压病人学会血压测量,科学服药。

(3) 健康人群管理:制定保健制度和政策;开展健康促进活动,每年至少2次;为每个居民楼购买血压表,并建立高血压监测信箱;规范对高血压管理的培训及对血压测量志愿者的培训;建立高血压管理信息系统;对35岁以上人群每年测定血压两次和血脂1次。

5. 评价效果 社区高血压干预项目是否按计划进行;营养教育的效果(高血压卫生知识、态度、行为的改变);高血压管理制度的执行情况(血压、血脂的变化),脑卒中死亡率的变化、项目的经费开支是否合理;高血压患者生活质量是否提高等。

第四节 营养教育

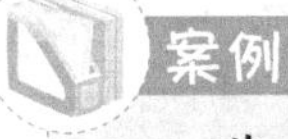

案例

某小学学生总人数540人,在校吃早餐人数120人,在家吃早餐人数75人,不吃早餐人数310人,偶尔吃早餐人数35人。

请问:1. 针对大多数小学生不吃早餐问题,如何进行营养教育?

2. 如何提高小学生的早餐就餐率?

社区营养教育的宗旨是提高社区居民对营养与健康的认识,使其掌握和利用营养科学知识,结合当地具体条件纠正营养缺乏和不平衡,使社区人群的营养健康状况和生活质量有所改善。

一、营养教育的概念及目的

营养教育是以改善人们营养状况为目标，通过营养科学的信息交流，帮助个体和群体获取食物与营养知识、形成科学合理饮食习惯的教育活动和过程，是健康教育的重要组成部分。

营养教育的目的在于提高各类人群对营养与健康的认识，消除或减少不利于健康的膳食营养因素，改善营养状况，预防营养疾病的发生，提高人们的健康水平和生活质量。

二、营养教育的交流模式

1. 单向交流　过程为：来源→加工→信息→渠道→解码→受者。
2. 双向交流　除单项交流的过程外，还包括信息的反馈。
3. 大众交流　通过报纸、广播、电视、网络等途径传播。
4. 参与式交流　所有的参与者都有同等的机会表达各自意见、感受及经验。

三、营养教育的程序和方法

开展营养教育的工作程序包括：设计营养教育计划、选择教育途径和资料、准备教育资料和预试验、实施营养教育计划、评价营养教育效果。

（一）设计营养教育计划

1. 确定教育对象　对教育的目标人群进行简略的调查和评估，发现和分析其主要健康问题，及其对生活质量的影响，进一步从知识、态度、行为等方面分析问题的深层次原因；同时对与营养有关的人力、财力、物力资源，以及政策和信息资源进行了解和分析；知道该人群在膳食营养方面哪些行为可以改变、哪些行为不能改变或很难改变。以便充分认识教育对象特别需要的营养健康信息，为制订计划提供可靠依据。例如针对学生不吃早餐的问题，发现不吃早餐的问题在小学生中比较突出，确定教育对象是小学生。他们大部分因起床迟，或父母工作忙照顾不周而经常不吃早餐。

2. 确定教育目的　营养教育的目的是通过宣传营养知识，使教育对象纠正不良的饮食行为，形成科学合理的饮食习惯。例如通过宣传营养知识，使小学生了解不吃早餐的危害，纠正不吃早餐的不良饮食行为；目标是使小学生的早餐就餐率提高。

3. 确定宣传内容　哪些知识应宣传给教育对象？如要求教育对象了解营养需要量、营养与健康、合理的膳食结构和饮食行为方面的基本知识。并且应掌握教育对象关于这些知识已知多少？他们还需要了解哪些信息？例如吃零食和吃保健食品等问题的相关信息。

4. 实施计划安排　包括实施计划的日程、人员安排和经费预算等。

（二）选择教育途径和资料

根据设计计划，在调查研究的基础上，明确教育目标和教育对象，选择适宜的交流途径和制作有效的教育资料。为此，需要考虑以下几个方面：

1. 确定是否有现成的、可选用的营养教育资料　能收集到相关的营养宣传材料可直接选用；如果收集不到，可以自行设计制作，如小册子、挂图、传单等。

2. 确定对教育对象进行营养教育的最佳途径　宣传途径包括个体传播、大众传播、面对面交流、讲座等。

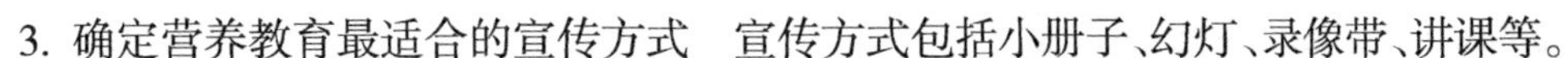

3. 确定营养教育最适合的宣传方式　宣传方式包括小册子、幻灯、录像带、讲课等。

(三) 准备教育资料和进行预实验

根据要求编写相关的营养教育资料，要求内容科学、通俗易懂、图文并茂。为了使宣传材料内容准确、合适，在大多数设计工作完成后，还需要将准备好的宣传材料进行预实验，以便得到教育对象的反馈意见，进行修改完善。

(四) 实施营养教育计划

实施营养教育计划，包括制订营养宣传资料和活动时间，让每个工作者明白自己的任务，并通过所确定的传播途径把计划中要宣传的营养内容传播给教育对象。在教育传播的过程中，要观察教育对象对宣传资料有何反应，他们愿意接受还是反对这些新知识，如果反对，原因是什么。要按每一个步骤查找原因，以便及时进行纠正。

(五) 评价营养教育效果

1. 计划目标是否达成　评价项目目标的合理性、指标恰当与否，执行人员完成该项目的能力，资料收集的可行性等。

2. 每个阶段的活动进行情况　每一阶段活动是否按计划进行，包括工作内容、要求、经费使用进度等。

3. 营养计划效果分析　这是评价的最主要内容，可通过近期、中期和远期的效果评价说明营养教育的效果。

(1) 近期效果评价：即目标人群的知识、态度、信息、服务的变化（如小学生们是否认识到吃早餐的重要性，以及不吃早餐的危害等）。

(2) 中期效果评价：主要指行为和危险目标因素的变化，如小学生们是否按时吃早餐等。

(3) 远期效果评价：指人们营养健康状况和生活质量的变化，反映营养状况的指标有身高、体重变化，影响生活质量变化的指标有劳动生产力、智力、寿命、精神面貌的改善，以及卫生保健、医疗费用的降低等，如小学生身高、体重及学习成绩的变化。

4. 形成营养教育评估报告　以教育对象的营养知识、态度、行为的变化为重点，写出营养教育的评估报告。将取得的经验总结归纳，以便进一步推广。

本章小结

本章主要介绍了社区营养的定义、目的，要解决的问题以及工作内容。从现状调查、确定社区项目目标、制订社区干预计划、执行干预计划、干预项目效果评价五个步骤开展社区营养工作。社区动员的概念及目的、指导原则、特点、方法与社区营养干预步骤。营养教育的概念，目的，交流模式与营养教育的程序和方法。

（丁立央）

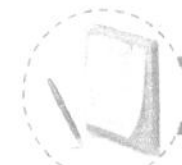

目标测试

A1 型题

1. 不属于社区范畴的是

A. 城市中的街道　　B. 学校　　C. 农村的乡

D. 工厂　　E. 居委会

2. 社区营养工作一般不包括

A. 慢性病治疗　　B. 营养调查　　C. 营养干预

D. 营养预测　　E. 营养教育

3. 开展社区营养工作的程序步骤可分为

A. 现状调查、确定项目目标、制订计划、执行计划、汇报效果

B. 现状调查、确定项目目标、制订计划、执行计划、评价效果

C. 性别调查、确定项目目标、制订计划、执行计划、汇报效果

D. 人口调查、确定项目目标、制订计划、执行计划、评价效果

E. 人口普查、确定项目目标、制订计划、执行计划、评价效果

4. 不符合社区营养干预制订项目计划要求的是

A. 针对性　　B. 可行性　　C. 易于确定总目标

D. 易于评估　　E. 开支经费低

5. 社区动员的目的在于鼓励和动员社区居民、有关政府部门及社会团体积极参与社区营养工作，争取他们在人力、财力、物力方面的支持，采取行动以便解决

A. 社区的营养问题　　B. 社区的经济问题　　C. 社区的教育问题

D. 社区的人口问题　　E. 社区的就业问题

6. 营养教育是下列哪项的重要组成部分

A. 素质教育　　B. 德育教育　　C. 健康教育

D. 价值观教育　　E. 卫生教育

7. 不属于营养教育交流模式的是

A. 参与式交流　　B. 双向交流　　C. 大众交流

D. 单向交流　　E. 座谈式交流

8. 营养教育的近期效果是指

A. 知识、态度、信息、服务的变化

B. 精神面貌改善

C. 保健、医疗费用的降低

D. 营养健康状况和生活质量的变化

E. 行为和相关危险因素的变化

9. 不属于营养干预手段的是

A. 食物强化　　B. 营养教育　　C. 推广家庭菜园

D. 食物添加防腐剂　　E. 食盐加碘

A3/A4 型题

（10~11 题共用题干）

经调查发现某社区 35 岁以上人群高血压患病率为 13%，人群中 80% 摄入高盐饮食，70% 摄入高脂饮食。许多人缺乏营养知识，不知道高盐和高脂饮食与高血压有关，还认为不吃盐会没有力气，体力劳动者应多吃盐；不知道要定期了解自己的血压和血脂情况；不知道什么是正常血压，高血压与卒中有关；缺少测量血压的地方或有时因无症状未能测量血压。

10. 社区营养干预的对象是

A. 社区儿童　　B. 社区青少年　　C. 35 岁以上社区人群

D. 社区老年人　　E. 社区 60 岁以上人群

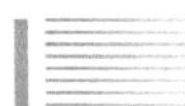

11. 引起该社区人群高血压患病率高的主要原因是
    A. 摄入高盐和高脂饮食
    B. 不知道高盐和高脂饮食与高血压的关系
    C. 缺乏营养知识
    D. 未能定期测量血压
    E. 缺少测量血压的地方

第五章　营养政策法规与营养改善

学习目标

1. 熟悉：营养改善项目。
2. 了解：营养政策与法规的意义和作用；《中国食物与营养发展纲要(2014—2020年)》的发展目标、主要任务及发展重点。

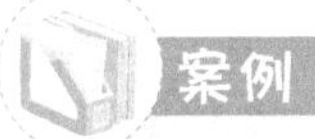

案例

小敏，女，18岁。因头晕、易疲乏、月经量过多到某医院内科就诊。经检查诊断为缺铁性贫血，医生建议她到营养门诊咨询。营养科医生建议小敏通过膳食进行调理，日常膳食中多吃瘦肉、猪肝、血、黑木耳等，可购买铁强化酱油。

请问：1. 什么是铁强化酱油？

2. 我国营养改善项目有哪些？

第一节　营养政策与法规

人群营养状况是反映一个国家经济水平和全民生活质量的重要指标。营养发展关系着国家富强、繁荣，人民健康、长寿，只有建立健全营养法律、法规等，才能保证营养事业不断发展。

一、营养政策与法规的种类

我国的营养政策和法规，主要有以下几种：

1. 法律　由全国人民代表大会及常务委员会，经一定法律程序制订的有关营养的规范性文件，是制订其他规范性文件的依据。如《中华人民共和国食品卫生法》。

2. 营养法规

(1) 全国性法规：由国务院制订、发布的有关营养的规范性文件，它通常冠以条例、办法、规定等名称。其效力仅次于法律，是一种重要的法的形式。如《食盐加碘消除碘缺乏危害管理条例》、《中华人民共和国食品安全法实施条例》。

(2) 地方性法规：由省、自治区、直辖市及其常务委员会、民族自治区、特别行政区的人民代表大会根据当地的具体情况制订有关营养的规范性文件。如《湖北省街头食品卫生管理办法》、《上海市合法卫生管理办法》、《河北省食品药品从业人员健康检查管理办法》。

(3) 民族自治地方的自治条例和单行条例：民族自治地方(自治区、自治州、自治县)的人民代表大会有权依照当地民族的政治、经济和文化特点，制订自治条例和单行条例。如《宁夏回族自治区农村义务教育学生营养改善计划学校食堂财务管理暂行办法》。

3. 营养规章　国务院各部委、省、自治区、直辖市人民政府，省、自治区人民政府所在地的市和国务院批准的较大的市以及某些经济特区市的人民政府在其职权范围内依法制订、发布的营养相关的规范性文件，称之为营养规章。其效力低于宪法、法律和行政法规，在人民法院审理行政案件时仅起参考作用。如原卫生部发布的《保健食品管理办法》《学生集体用餐卫生监督办法》《食品强化剂使用卫生标准》《营养改善工作管理办法》等。

4. 国际营养条约　不属于国内营养法的范畴，但是我国签订和加入的国际条约对于国家机关、社会团体、企事业单位和公民也有约束力，如《世界营养宣言》。

二、营养政策与法规的作用和意义

国民健康状况、人力资源发展和人口素质的提高，是国家综合国力增强的一个重要标志。改善人群营养状况需要政府公共政策的支持。营养工作具有明显的公益性和公共性，需要长期巨大的投入，但是投入和收益不相匹配。没有政府的介入，没有相应的法律和政策作保障，就没有大量的资金投入营养改善的消费市场。营养实践的结果证明，在政府的介入下，在营养法律法规的保障下，即使经济增长缓慢，人群营养状况仍然能得到显著的改善。如果政府忽视营养工作，即使经济快速增长，人群营养状况未必能显著改善。

营养政策和法规的作用，主要体现在：①改善食物发展宏观环境，增强食物综合生产力，引导我国农业、卫生、食品、加工、科技等与食物相关部门和行业的发展，促进我国食物发展与世界接轨；②带来居民食物分配和消费的变化，有利于引导人们形成平衡膳食的价值取向，达到合理营养的目的；③降低营养性疾病的发生，改善居民健康状况，提高全民素质。

三、我国营养政策与法规的发展

我国在不同时期根据国家粮食需求和供应实际情况制订了相关政策法规。

1953 年 10 月，中共中央召开全国粮食会议，并在 10 月 16 日做出《关于实行粮食的计划收购与计划供应的决议》，将粮食收购供应由国家管理。

1953 年 11 月 19 日，国务院通过了《关于粮食的计划收购和计划供应的命令》及《粮食市场管理办法》，要求居民将余粮交售给国家，居民之间也可以买卖粮食。

1955 年 8 月，国务院发布《农村粮食统购统销暂行办法》，实行定产、定购、定销政策。即粮田常见产量评定，三年不变，国家收购的粮食一般不超过余粮的 80%~90%，以及对农村缺粮户按规定的用量标准，分别核定粮食供应量，凭证、按月、定点、定量供应。

以上政策在我国粮食产量低的情况下既保证了城乡居民的基本营养需要，又支援了国家经济建设，保障了社会安定。

1991 年 3 月，中国签署了《儿童生存、保护和发展世界宣言》及《执行九十年代儿童生存、保护和发展世界宣言行动文件》；1992 年，我国政府签署了《世界营养宣言》和《世界营养行动计划》；1993 年第 220 次总理会议通过了《九十年代食物结构改革与发展纲要》；1994 年 8 月 23 日，国务院发布了《食盐加碘消除碘缺乏危害管理条例》，从 1995 年起推行全民食盐加碘；为保证食品安全，保障公众身体健康和生命安全，第八届全国人民代表大会常务委员会第十六次会议修订通过《中华人民共和国食品卫生法》,自1995年10月30日起施行;1997年12月5日国务院办公厅发布了《中国营养改善行动计划》。这一系列文件的签署表明我国政府对改善全民营养健康状况的高度重视。

为指导我国食物结构调整,促进食物生产与消费的均衡协调发展,国务院办公厅颁布了《九十年代中国食物结构改革与发展纲要》、《中国食物与营养发展纲要(2001—2010年)》和《中国食物与营养发展纲要(2014—2020年)》。

2007年1月1日,《公共营养师国家职业标准(试行)》颁布实施,各省劳动部门根据本地情况开始相关鉴定工作。2007年12月18日原卫生部印发了《关于食品营养标签管理规范》,以指导和规范食品标签的标识,引导消费者合理选择食品,促进合理膳食,保障消费者的知情权和健康。

2013年9月28日,国务院发布了《关于促进健康服务产业发展的若干意见》,提出:到2020年,基本建立覆盖生命周期、内涵丰富、结构合理的健康服务业体系,打造一批知名品牌和良性循环的健康服务产业集群,并形成一定的国际竞争力,基本满足广大群众的健康服务要求。

第二节 营养规划

营养规划是国家制订的针对营养的全面长远发展计划。随着国民营养观念从“温饱型”向“健康型”转变,居民的营养状况受到国家的高度重视,先后出台了《中国食物与营养发展纲要》与《中国营养改善行动计划》。

一、中国食物与营养发展纲要(2014—2020年)

近年来,我国农产品综合生产能力稳步提高,食物供需基本平衡,食品安全状况总体稳定向好,居民营养健康状况明显改善,食物与营养发展成效显著。但是,我国食物生产还不能适应营养需求,居民营养不足与过剩并存,营养与健康知识缺乏,必须引起高度重视。为保障食物有效供给,优化食物结构,强化居民营养改善,2014年2月10日,国务院颁布了《中国食物与营养发展纲要(2014—2020年)》(以下简称《纲要》)。《纲要》对我国食物与营养发展中的基本情况进行了分析,提出食物与营养发展的指导思想、基本原则和发展目标,确定了发展的主要任务和重点,提出了促进食物和营养发展的政策措施。

> **考点提示**
> 《中国食物与营养发展纲要(2014—2020年)》

未来七年我国食物与营养发展的指导思想:顺应各族人民过上更好生活的新期待,把保障食物有效供给、促进营养均衡发展、统筹协调生产与消费作为主要任务,把重点产品、重点区域、重点人群作为突破口,着力推动食物与营养发展方式转变,着力营造厉行节约、反对浪费的良好社会风尚,着力提升人民健康水平,为全面建成小康社会提供重要支撑。

基本原则:坚持食物数量与质量并重;坚持生产与消费协调发展;坚持传承与创新有机统一;坚持引导与干预有效结合。

发展目标:从食物生产量、食品工业发展、食物消费量、营养素摄入量、营养性疾病控制等5个方面,细化了21个具体的、可考核的指标。包括到2020年,全国粮食产量稳定在5.5

亿吨以上；全国食品工业增加值年均增长速度保持在10%以上；人均全年口粮消费135公斤；人均每日摄入能量2200~2300kcal；全人群贫血率控制在10%以下；5岁以下儿童生长迟缓率控制在7%以下；居民超重、肥胖和血脂异常率增长速度明显下降等。

《纲要》从食物与营养发展的“数量保障、质量保障、营养改善”三个关键环节入手，提出了事关全局的三项主要任务：构建供给稳定、运转高效、监控有力的食物数量保障体系；构建标准健全、体系完备、监管到位的食物质量保障体系；构建定期监测、分类指导、引导消费的居民营养改善体系。

《纲要》提出了“三个三”的发展重点：优先发展三个重点产品（优质食用农产品、方便营养加工食品、奶类与大豆食品），优先关注三个重点区域（贫困地区、农村地区、流动人群集中及新型城镇化地区），优先改善三类重点人群（孕产妇与婴幼儿、儿童青少年、老年人）。

《纲要》从全面普及膳食营养和健康知识、加强食物生产与供给、加大营养监测与干预、推进食物与营养法制化管理、加快食物与营养科技创新、加强组织领导和咨询指导等6个方面提出了若干保障措施。其中，明确提出要“加大对食物与营养事业发展的投入”，“加大对食用农产品生产的支持力度”，“发布适宜不同人群特点的膳食指南”，“开展全国居民营养与基本健康监测，进行食物消费调查”，“加强对食物与营养重点领域和关键环节的研究”等政策措施，明确要求“建立部门协调机制，做好本《纲要》实施工作”，“继续发挥国家食物与营养咨询委员会的议事咨询作用，及时向政府提供决策咨询意见”，“地方各级人民政府要根据本纲要确立的目标、任务和重点，结合本地区实际，制订当地食物与营养发展实施计划”等。

二、国家营养改善行动计划

为了实现中国政府1992年12月在国际营养大会上对《世界营养宣言》和《世界营养行动计划》做出的承诺，1997年12月5日国务院办公厅发布了《中国营养改善行动计划》。

《中国营养改善行动计划》的目标是减少饥饿，降低营养不良的发生率，预防、控制和消除微量元素营养缺乏症；正确引导食物消费，优化膳食模式，促进健康的生活方式，全面改善居民的营养状况，预防与疾病有关的慢性病。在《九十年代中国食物结构改革与发展纲要》指导下，我国在全国范围内实行了三个行动计划：

（一）国家大豆行动计划

国家大豆行动计划是1995年经国务院批准，于1996年8月正式启动，以供应豆奶等大豆制品为主的中小学生营养改善专项计划。其目的在于探索改善全国中小学生营养的有效途径，促进大豆生产与加工的发展，充分发挥大豆及其制品在改善城乡居民营养状况中的作用。

1996—2010年，国家大豆行动计划领导小组及其下属办公室按照国务院有关文件的精神和领导批示，充分发挥多部门、多学科协调的作用，依靠当地政府的领导和试点学校的积极参与，不仅圆满完成了任务，还提高了食品的供给水平并开始逐步推广。

国家大豆计划的实施，为充分利用我国大豆资源，改善人民群众特别是儿童、青少年营养水平与健康素质找到了一条有效的途径，也为优化农业结构、促进农产品加工、振兴大豆产业开辟了新的道路，更为学生营养专项计划的运作积累了经验。

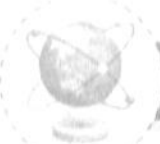

知识链接

马铃薯将成为我国第四大主粮

我国将启动马铃薯主粮化战略，推进把马铃薯加工成馒头、面条、米粉等主食，马铃薯将成稻米、小麦、玉米外第四大主粮。马铃薯脂肪含量低，氨基酸构成接近于大豆蛋白，易于消化吸收；富含膳食纤维，有助于预防消化系统某些疾病；热量低，便于贮存。

(二) 学生营养餐计划

改革开放以来，我国居民生活水平显著提高，学生营养状况不断改善。但目前膳食结构不合理、营养不平衡、饮食不科学的问题十分突出，影响了儿童和青少年的营养健康与全面发展。学生营养餐是以保证学生生长发育和健康为目的、生产单位根据平衡膳食要求，在严格卫生消毒条件下向学生提供安全卫生、符合营养标准的色、香、味俱佳的配餐。在各级政府的倡导和推动下，学生营养餐计划主要以午餐为重点、以中小学生为对象开始在各大中城市推进。

为贯彻《九十年代中国食物结构改革与发展纲要》和《中国营养改善行动计划》要求的“有计划、有步骤地普及学生营养午餐”，原卫生部及相关部门相继制订了学生营养餐有关的行业标准和规范。

1996 年 8 月 27 日，原卫生部发布了《学生集体用餐卫生监督办法》，对学校集体用餐的概念、适用范围、监督管理、学生营养餐生产、经营、经营人员、管理人员及生产场所的卫生监督管理做出了规定，并提出了学生集体用餐营养要求。1998 年原卫生部发布了《学生营养午餐供给量》，明确了学生营养餐的概念，重点提出“要逐步建立中小学生营养餐制度”，规定了学生营养午餐营养素摄入标准值及各类食物供给量；1999 年原卫生部发布了《学生营养餐生产企业卫生规范》规定了学生营养餐的生产单位生产、运输、销售的卫生要求。

根据国务院的批示，在对重点区域学生营养餐现状进行调查分析后，2001 年 2 月，国家经济贸易委员会、教育部和原卫生部联合发布了《关于推广学生餐的指导意见》，要求：①提高认识，把学生营养餐的推广列入重要议事日程和工作计划；②因地制宜，探索学生营养餐的发展途径与做法；③坚持质量第一，抓好学生营养餐生产企业的资格认定与生产；④严把卫生关，保证食物安全与营养餐工作的顺利开展；⑤贯彻科教兴国战略，充分发挥专业科技人员在学生营养餐研究与推广中的作用；⑥大力开展营养与健康的宣传教育，取得全社会对学生营养餐的理解与支持；⑦与现行有关专项计划相配合，促进学生营养餐计划的更快发展。

为防止学校食物中毒或者其他食源性疾病的发生，保障师生的身体健康，根据《食品卫生法》和《学校卫生工作条例》，2002 年教育部和卫生部联合发布了《学校食堂与学生集体用餐卫生管理规定》。《规定》对学生集体用餐、食堂、食堂从业人员做出了界定；对食堂建筑、设备与环境，食品采购、贮存及加工，食堂从业人员做出了卫生要求；在管理与监督方面提出了具体措施；同时要求餐饮卫生必须坚持预防为主的原则。

学生营养餐计划的推广提高了学生健康水平和抵抗力，帮助学生养成了良好的饮食习惯，并获得了营养知识。

(三) 学生饮用奶计划

2000 年 8 月 29 日，农业部、国家发展计划委员会、教育部、财政部、原卫生部、国家质量技术监督局、国家轻工局等七部委联合发出了《关于实施国家“学生饮用奶计划”的通知》，并制定了《国家"学生饮用奶计划"实施方案》,要求在全国各省(自治区、直辖市)的推广城市设立学生饮用奶计划的三级管理。由学校招标,从统一认定的生产企业中选定供奶单位,在坚持自愿原则下,向中小学生提供学生饮用奶。

经过约十年努力,学生饮用奶计划取得了很好的成绩,为了持续推进国家"学生饮用奶计划"的实施,根据农业部、国家发展和改革委员会、教育部、财政部、国家卫生和计划生育委员会、国家质量监督检验检疫总局、国家食品药品监督管理总局《关于调整学生饮用奶计划推广工作方式的通知》(农垦发[2013]3号),中国奶业协会制定了《国家"学生饮用奶计划"推广管理办法(试行)》,于2014年1月1日起施行。

学生饮用奶计划的推广,不仅向中小学生宣传了饮用奶对健康的促进作用,还提高了学生的身体素质。

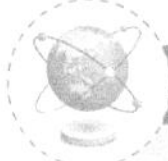

知识链接

东北三省中小学生豆奶计划

东北三省中小学生豆奶计划是经国务院批准,从2000年秋季学期开始,在吉林、黑龙江、辽宁三省启动了向中小学生供应豆奶的计划。教育部、财政部和农业部于2002年11月6日联合发布了《东北三省中小学生豆奶计划试点工作的实施意见》,要求坚持学生自愿用奶原则,提出了加强领导,定期检查,严格准入制度,为保证豆奶质量、防止食物中毒保驾护航。东北三省中小学生豆奶计划不仅促进了大豆加工业的发展,积极引导消费,还鼓励全国特别是中小学生饮用豆奶,提高了学生的身体素质。

第三节 营养改善项目

随着经济的发展和居民收入的提高,膳食结构及生活方式发生了变化,营养过剩或不平衡所致的慢性疾病增多,并且成为使人类丧失劳动能力和死亡的重要原因。因此,国家出台了一系列营养改善项目,以改善居民营养状况。

一、食盐加碘

我国大多数地区为缺碘地区,导致了碘缺乏病的流行。为了控制碘缺乏病,我国从20世纪60年代开始实施病区推广碘盐的政策,有效遏制了碘缺乏病的流行,但是没有彻底纠正碘缺乏对人群智力发育的损伤。为消除碘缺乏的危害,保证居民健康,国务院发布了《食盐加碘消除碘缺乏危害管理条例》(以下简称《条例》),从1995年起推行全民强制食用加碘盐。

《条例》对食盐加碘消除碘缺乏危害的方法、卫生监督管理、各级部门分工、碘盐的加工、运输和储存,碘盐的供应、监督和管理以及处罚做了具体规定。在实施《条例》过程中建立了检测系统和信息反馈机制,每年进行一次全国性的碘营养监测,监测结果经分析论证后,把问题反馈给卫生行政部门,以便进行防治策略的调整。经过持续监测,我国首先在1999年提出食盐加碘后尿碘控制在300μg/L以下的原则。

我国推广食盐加碘后,几乎没有新生克汀病患儿。此项目有效预防了碘缺乏造成的脑发育异常,人群平均智商得到了提高。

二、营养强化面粉

我国居民广泛存在部分营养素缺乏的现象，钙、锌、维生素 B_1、维生素 B_2、维生素 A 等缺乏尤其严重。面粉是中国居民最重要的主食之一，也是各国在食物强化工作中的首选食品。在面粉中添加钙、铁、锌、维生素 B_1、维生素 B_2、叶酸、烟酸、维生素 A 等营养素，是我国在推广食盐加碘项目后的又一重大举措。

2000 年，我国启动面粉强化战略研究和技术性试验工作。2002 年，与国家退耕还林(草)政策相衔接，国家公众营养改善项目组在甘肃兰州和河北承德两地开展西部退耕还林补助营养强化面粉的试点工作，近 3 万人食用营养强化面粉。

通过食用营养强化面粉，居民维生素 A 缺乏、营养性贫血患病率明显下降，血清锌水平提高。营养强化面粉受到食用地区人民的普遍欢迎。

三、铁强化酱油

全国第四次营养与健康调查数据显示，我国各类人群的平均贫血发生率达到 20.1%，其中妇女、儿童和老年人贫血发病率高于全国平均水平。缺铁性贫血会导致儿童生长发育不良，特别是智力发育迟缓，而这种状态通常不会在改善营养后完全恢复。缺铁性贫血还会导致人体虚弱无力，免疫功能下降。对社会来讲，贫血导致人群智力和劳动能力下降，影响人口素质和竞争能力，影响国家经济发展。乙二胺四乙酸铁钠性质稳定、水溶性好、铁锈味弱、铁吸收率高，因此添加了此化合物的酱油不会改变颜色，口感也不会受到影响。2003 年，我国在国际组织的资助下，开始推广铁强化酱油项目。

在全球营养改善联盟的支持下，原卫生部疾病控制司《关于推广铁强化酱油，预防缺铁性贫血的通知》明确提出："该项目在实施中主要是对公众进行宣传教育，提高公众对铁缺乏危害和铁强化酱油效果的认识，推动铁强化酱油的使用，以达到控制缺铁性贫血的目的"。十几年来，铁强化酱油已在全国 30 个省、试点市(县)寄宿制学校推广应用，项目覆盖率达 90% 以上。

据 9 个省市、自治区推广监测数据显示，在一年内持续食用铁强化酱油的学生贫血率下降 30% 以上。铁强化酱油的推广，有望将全国人群贫血患病率控制在 10% 以下。

四、营养强化维生素 A 食用油

营养强化维生素 A 食用油是以大豆油、花生油、调和油等食用油为载体，添加维生素 A 的一种食用油。目的是改善人们维生素 A 的缺乏，防止由维生素 A 缺乏导致疾病的情况。

2002 年《中国居民营养与健康状况调查报告》指出：维生素 A 缺乏是我国城乡普遍存在的问题，3~12 岁儿童维生素 A 缺乏率为 9.3%，维生素 A 缺乏会使患病儿童死亡率提高 20%。维生素 A 缺乏表现为眼睛的暗适应能力下降、夜盲症、眼干燥症、皮肤干燥、影响生长发育等。

根据需要，按照科学配方，将维生素 A 加入食用油中，增加维生素 A 的含量，提高食用油的营养价值，改善人体维生素 A 缺乏状况。在大量实践基础上，国家制订了《营养强化维生素 A 食用油》国家标准，该标准于 2008 年 1 月 1 日起正式实施。标准规定了营养强化维生素 A 食用油的技术指标、质量检测、贮存运输等要求，对改善我国人群维生素 A 缺乏起到了重要作用。

五、公众营养改善 OLIGO 项目

低聚糖(OLIGO)是一种高效益生元,可以帮助益生菌生长繁殖。将 OLIGO 补充于食品中,可以提高人体免疫力。

现代社会,由于环境污染、抗生素滥用、食品过度加工、压力过大等引起的微生态失衡现象非常严重。微生态失衡可引起头晕、精神不振、便秘、腹泻等症状,严重者会导致高血压、糖尿病、肥胖、大肠癌、乳腺癌等疾病。

2007 年 1 月 16 日,公众营养改善 OLIGO 项目在北京正式启动,是我国第一个针对微生态失衡而出台的公众营养改善项目。

六、营养强化大米

中国稻谷总产量占全球的 30%,是全球稻谷总产量最高的国家。中国 13 亿人口中,有 60% 的人以大米为主食,大米为我国居民提供了必备的营养。

随着生活质量的提高,人们对大米的口感和外观要求不断提高,大米加工愈发精细。大米精加工后去掉了糊粉层和胚芽,失去了丰富的蛋白质、B 族维生素、维生素 E 和矿物质;大米的储存和淘洗过程也会引起营养成分的丢失。因此,继营养强化面粉之后,营养强化大米项目试点工作在 2002 年下半年展开。

2010 年 4 月 26 日,中国粮油学会营养分会、国家公众营养改善项目办公室、国家发改委公众营养与发展中心等单位在国务院新闻办举办了"营养强化大米"上市仪式,提出营养强化大米未来将逐步推广,替代普通大米。

营养改善项目的制订及实施,大大改善了居民健康水平。但是我们存在的问题还有很多,还需要继续加大营养改善力度。营养改善项目的落实,需要国家的大力推广,食品加工企业的积极响应,形成营养产业核心;需要进一步加强宣传和教育,形成多方面的共识;需要搞好营养产业发展规划,可持续发展;还需要坚持"中西结合",重视挖掘中国的健康宝库,发展具有中国特色的、行之有效的中国健康之路。

本章小结

本章主要介绍了营养政策与法规、营养规划以及常见营养改善项目。通过学习使学生明确营养政策与法规的作用和意义,熟悉《中国食物与营养发展纲要(2014—2020年)》的发展目标、主要任务以及发展重点,了解三大营养行动计划和六个常见营养改善项目,为参与营养改善项目奠定基础。

(董陶静)

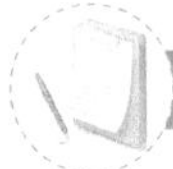

目标测试

A1 型题

1. 关于国家大豆行动计划的描述,错误的是
   A. 1995 年经国务院批准,于 1996 年 8 月正式启动
   B. 以供应豆奶等大豆制品为主的中小学生营养改善专项计划
   C. 不能改善全国特别是农村中小学营养的有效途径

D. 促进了大豆生产与加工的进展

E. 充分发挥大豆及其制品在改善城乡居民营养状况中的作用

2. 关于铁强化酱油中添加的铁,错误的是

A. 酱油中添加的铁剂是乙三胺四乙酸铁钠

B. 性质很稳定,水溶性好

C. 铁锈味弱、铁吸收率高

D. 酱油不会因为铁的添加而改变颜色

E. 口感不会受到影响

3. 营养强化面粉是指在面粉中添加

A. 钙　　B. 铁　　C. B族维生素

D. 维生素A　　E. 以上都是

A2型题

4. 小刚,男,7岁,因反复便秘、腹泻到门诊就医。检查结果提示微生态失衡,建议到营养门诊咨询。营养师应建议给患儿补充

A. 维生素A　　B. B族维生素　　C. 钙

D. 铁　　E. 低聚糖

实 践 指 导

实践 1　公共营养岗位的认知体验

【实践目的】

1. 了解公共营养岗位的工作性质、工作内容及工作流程。
2. 体验公共营养岗位从业人员的工作状态。

【实践准备】

1. 物品　纸张、卡片、铅笔、橡皮、签字笔。
2. 器械　尺子、计算机。

【实践学时】

4 学时。

【实践内容】

一、公共营养岗位认知

将班级学生分成 3 组，分别到幼儿园配餐室、社区或健康管理公司的营养工作室、老年公寓营养科进行调查，收集公共营养不同岗位的工作性质、内容及流程，体验营养工作者的工作状态。

二、开展中等职业学校学生早餐行为调查并提出营养改进方案

（一）编制中等职业学校学生早餐行为调查表

1. 表头设计　表头设计的主要原则是突出主题，使调查内容一目了然，且接受性好，如《中等职业学校学生早餐行为调查表》。
2. 填写说明　说明调查目的、被调查者的支持对工作的重要性和填写的具体要求。
3. 调查表初稿设计　见实践表 1-1。

实践表 1-1　中等职业学校学生早餐行为调查表

为了解中职学生营养状况，我们在 ××× 单位的组织领导下，将对所属辖区内中职学生的早餐行为开展现况调查，并在调查研究的基础上，准备采取多种方式开展营养宣教活动，普及营养知识，培养学生良好的饮食行为和生活方式。本次行动已得到贵校领导支持，请你配合完成以下内容的填写。为保证资料数据的正确，请注意以下填写方式：

1. 请直接在每个问题下的选项上打“√”，并在最右边的“□”写上答案号码。
2. 如果没有特殊说明“可以多选”，请只选一个答案。
3. 如果题目中有“”，请用文字说明或数字填写。

谢谢您的合作！

×××（机构）

续表

学生早餐行为现况调查问卷　　编号	
1. 入学时间年月	□□
2. 出生时间年月	□□
3. 性别:(1) 男　(2) 女	□
4. 父亲文化程度: (1) 初中及以下　(2) 高中　(3) 专科　(4) 本科及以上	□
5. 母亲文化程度: (1) 初中及以下　(2) 高中　(3) 专科　(4) 本科及以上	□
6. 全家每月总收入(元): (1) 小于 2000　(2) 2000~3999　(3) 4000~5999　(4) 6000 以上	□
7. 你每月生活费(仅指用于购买食物的费用,单位:元): (1) 小于 500　(2) 500~999　(3) 1000 以上	□
8. 你每天早餐平均花费多长时间? (1) 5 分钟以内　(2) 5~15 分钟　(3) 15 分钟以上	□
9. 你在选择食物时经常考虑哪些因素(可以多选)?请按考虑因素的重要性排序 (1) 方便　(2) 喜好　(3) 营养　(4) 卫生　(5) 种类搭配　(6) 价格便宜 (7) 其他________ 排序:______________________________________	
10. 你有特别喜欢的食物吗? (1) 有　(2) 没有(回答“2”的请直接回答第 12 题)	□
如果有,是哪一类?(1) 谷物类　(2) 饮料类　(3) 油炸类　(4) 快餐　(5) 其他 请举例写出你喜欢吃的食物名称	□
11. 你为什么喜欢吃这种食物(可以多选)? (1) 口味好　(2) 闻起来香　(3) 颜色好　(4) 包装好　(5) 有好感　(6) 有营养 (7) 以前经常吃　(8) 广告很诱人　(9) 其他 最主要原因是	□□□□
12. 你有不喜欢吃的食物吗? (1) 有　(2) 没有(回答“2”的请直接回答第 14 题) 如果有,是什么	□
13. 你不喜欢这种食物的原因(可以多选) (1) 口味不好　(2) 气味不好　(3) 颜色不好　(4) 样子难看　(5) 没有营养 (6) 以前吃得少　(7) 单调　(8) 其他	□□□□
14. 你吃早餐的次数 (1) 每天　(2) 每周 4~6 次　(3) 每 2~3 次　(4) 每 1 次或以下	□
15. 你不吃早餐的原因(可以多选) (1) 没有食欲　(2) 没有时间吃　(3) 为了控制体重　(4) 其他________________	□□□
16. 你早餐主要吃什么食物? 吃得最多的是:1.________ 2.________ 3.________	
17. 你通常在哪里吃早餐? (1) 学校食堂　(2) 外面餐馆或小摊　(3) 到教室的路上,边走边吃　(4) 其他	□
18. 你是否常喝可乐、雪碧、营养快线等饮料? (1) 从来不喝　(2) 每周喝 1 次　(3) 每周 2~4 次　(4) 每周 5~6 次　(5) 每天喝	□
19. 你每周有几天喝牛奶? (1) 从不喝　(2) 1 天　(3) 2 天　(4) 3 天　(5) 4 天　(6) 5 天　(7) 6 天　(8) 每天喝	□
20. 平时经常饮用的牛奶种类: (1) 鲜牛奶　(2) 奶酪　(3) 奶粉　(4) 豆奶　(5) 酸奶　(6) 其他	□

续表

21. 如果你不是每天喝牛奶，是什么原因（可以多选）？ （1）不喜欢　（2）喝奶后不舒服　（3）没有奶供应　（4）对奶过敏　（5）其他________ 其中最主要的原因是________________________________	□□□
22. 你是否每顿早餐都有蔬菜？ （1）是　（2）有时吃　（3）否，不喜欢	□
23. 你是否每天吃水果？ （1）是　（2）有时吃　（3）否，不喜欢	□
24. 你每天运动的时间 （1）0.5 小时以下　（2）0.5~1 小时　（3）1~2 小时　（4）2 小时以上	□
25. 你每天玩手机的时间 （1）0.5 小时以下　（2）0.5~1 小时　（3）1~2 小时　（4）2 小时以上	□
26. 其他需要说明的内容	

调查日期：　　　　　　　　　　调查员：

4. 调查表初稿检验　在本校随机抽取一个班的学生进行预调查，对问卷初稿进行试用和修改。

5. 设计小样　完善调查内容，设计成表格。

6. 检查并印刷　调查表定稿后，再次检查，确认无误后进行印刷。

（二）开展中等职业学校学生早餐行为调查

1. 选定调查对象　以本校全体学生为调查对象。

2. 确定调查方法　以阅卷调查形式进行，让被调查者填写阅卷。

3. 培训调查工作人员　对所有参与调查的工作人员进行培训，明确调查目的，统一调查方式，强调调查过程中的注意事项和要求，不能提醒和暗示被调查者。

4. 实施调查　将调查工作人员分成若干组，每组负责一个年级学生的调查工作，利用自习课时间开展调查。

（三）调查资料整理分析

各组分别收集调查阅卷，并按编号顺序整理好。每组工作人员将收集来的调查阅卷信息以 Excel 电子表格形式录入。以调查对象为横标目，调查项目为纵标目进行整理，表头格式见实践表 1-2。对调查结果进行分析，找出本校学生早餐行为中存在的问题。

（四）提出营养改进方案

根据调查分析结果，提出营养改进的初步方案。

【实践结果】

1. 各组将调查结果做成 PPT，汇总出公共营养岗位的工作性质、工作内容及工作流程。

2. 每组派代表在全班进行交流，分享实践体会。

【实践评价】

1. 初步认知公共营养岗位的工作性质、内容和流程，形成 1000 字汇报材料。

2. 开展一次中职学生早餐行为习惯调查，对调查结果进行整理分析，拟一份营养改进方案。

实践表 1-2　×××学校学生早餐行为调查结果汇总

编号	入学时间	出生年月	父亲文化程度	母亲文化程度	家庭月总收入	每月生活费用	早餐用时	选择食物的因素	特别喜欢的食物	特别不喜欢的食物	…	…	…	…
0001														
0002														
0003														
0004														
…														
…														
…														
…														
…														
…														
2134														
…														
…														

（蒋连芬）

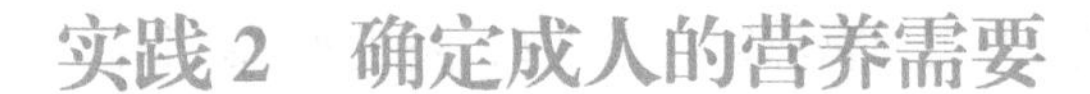

实践2 确定成人的营养需要

【实践目的】

1. 学会依据用餐对象的性别、年龄、职业、体型来确定其营养需要。
2. 为确定膳食计划的食物用量提供依据。

【实践准备】

1. 物品 记录笔、记录表。
2. 器械 身高测量计、数显电子人体秤。
3. 环境 干净、整洁、安静。
4. 选择一组(5~10人)不同性别、年龄、职业的成年人做用餐对象。

【实践学时】

2学时。

【实践内容】

1. 询问用餐对象的基本情况,如姓名、性别、年龄、职业、民族、饮食习惯。
2. 确定营养需要量

(1) 依据每日膳食营养素参考摄入量,确定其营养需要量。

(2) 依据体重和体力活动简单估算每日膳食能量供给量。

(3) 依据标准系数估算每日膳食营养需要量。

【实践结果】

1. 填写记录表(实践表2-1)。

实践表2-1 基本情况记录表

序号	姓名	性别	年龄	民族	职业	标准系数

2. 查阅每日膳食营养素参考摄入量,确定其营养需要量。
3. 依据体重和体力活动简单估算每日膳食能量供给量(实践表2-2)。
4. 依据标准系数(1.0个标准人相当于轻体力劳动成年男子),估算每天的营养需要。

实践表2-2 成人每日膳食能量供给量估算表[kcal/(kg·d)]

体型	轻体力劳动	中体力劳动	重体力劳动
消瘦	40	45	45~55
正常	35	40	45
超重	30	35	40
肥胖	20~25	30	35

【实践评价】

1. 计算能量需要量,说明不同体型的成人能量的确定依据。

2. 依据产能营养素占总能量的比重，计算产能营养素需要量。

3. 重新设计新个体，并提出营养需要量建议，完成实践报告。

（林　杰）

实践3　成人食物选择和用量的计算

【实践目的】

1. 依据拟定营养目标选择食物，掌握食物选择的原则。
2. 熟悉各类食物的营养特点。
3. 掌握成人一周膳食所需食物用量的计算方法。

【实践准备】

1. 物品　记录笔、记录表、中国食物成分表(2002)。
2. 器械　计算器。
3. 环境　干净、整洁、安静。

【实践学时】

2学时。

【实践内容】

1. 标准人推算法　依据一个标准人一日食物构成（平衡膳食宝塔建议量），再用标准系数折算可估算食物的数量。

2. 能量营养素推算法

(1) 依据能量确定碳水化合物的供给量，如能量为2100kcal/d，则每日碳水化合物的供给量为：2100×60%÷4=315g。

(2) 依据碳水化合物供给量确定主食数量，如主食选择大米，查食物成分表，大米碳水化合物含量为77.4%，则每日主食数量为：315÷77.4%≈400g。

(3) 确定副食数量

副食中蛋白质供给量＝全日蛋白质供给量(2100×14%÷4=73.5)－主食蛋白质提供的量(7.7%×400=30.8)=73.5-30.8=42.7g。

计算肉类食物用量。如计划用猪里脊肉，查食物成分表，其蛋白质含量为20.2%，则猪里脊的需要量＝副食中蛋白质供给量 ÷ 猪里脊中蛋白质含量=42.7÷20.2%=211g。

蔬菜平均进食量应达到500g以上，其中有300g以上的绿叶蔬菜。

【实践结果】

1. 依据各类食物的营养特点，每日选择五大类、20种以上的食物。
2. 遵循同类互换的原则，进行多样化选择。

【实践评价】

1. 食物的选择符合平衡膳食宝塔的要求，采用简便易行的方法计算，具有可操作性。

2. 要考虑用餐对象的饮食习惯、当地季节的供应情况、食堂的设备、厨师的烹饪技术及家庭的经济状况来进行膳食调配。

3. 重新设计新个体，并提出食物需要量建议，完成实践报告。

4. 在确定食物需要量的基础上，参考食谱编制案例为该个体编写一日食谱。

（林　杰）

实践4 膳食调查

【实践目的】

1. 掌握24小时回顾法调查表的设计方法。

2. 掌握24小时回顾法的使用范围与使用技巧。

3. 通过对填写和整理调查表，计算分析营养素指标，进行膳食评价。

【实践准备】

1. 物品 中国食物成分表或营养计算软件、食物模型、图谱、标准容器。

2. 器械 计算器、计算机。

3. 环境 教室。

【实践学时】

4学时。

【实践内容】

1. 设计24小时回顾法调查表 24小时回顾法调查表的基本信息应包括用餐时间、用餐场所、食品名称、食物原料名、食物原料重量、食物原料编码等，除此之外根据调查对象的不同，可以加入被调查者的基本信息（姓名、性别、年龄、身高体重、工作、联系方式等）、餐别、示意图等项目。

2. 同桌间互相进行膳食调查 准备好自制调查表和食物模型、图谱、标准容器等辅助工具后，同桌之间模拟陌生人互相进行3天连续的24小时回顾法调查。调查过程中要注意以下几点：

(1) 24小时回顾法的特点为调查前无预告，为调查能够顺利进行，调查者应选择安静、宽敞、明亮的地点，与受访者建立良好的沟通气氛，并说明调查仅供研究使用，不会对外泄露个人信息。连续3天时间应尽量包含平日与休息日。

(2) 可以先提出一些相关问题以便于受访者回忆，例如："昨天早上几点起床的"，"起来之后去了哪里"等。

(3) 为防止受访者记忆与配合情绪受到干扰，调查者应先按照时间顺序引导回忆之前24小时所食用的所有食品，重点提醒有无零食、饮料等易忽略食品，最后再询问每种食品的配料、食品或原料重量、料理方法等信息。询问食品配料时如遇到面包、咖啡、蛋糕等食品时，应仔细询问面包是否涂抹黄油、果酱，咖啡是否添加糖、奶、奶油，蛋糕上奶油量等信息。

(4) 如果受访者食用了面包、牛奶、零食等可以明确商品信息的食品时，需详细记录食品的品牌、名称与容量规格，便于后期复查时准确核实食品摄入量。如受访者用餐地点为饭店等，受访者无法准确说出食物原料及重量，必要时可访问或致电该餐厅。

(5) 填写完成常规餐食调查后，应询问受访者是否有单独服用维生素、微量元素类营养品、蛋白质饮料、减肥药及功能性饮料、其他药品等。另外如果受访者前一天曾饮酒，要注意询问方式及语气，不应让受访者感到威胁。如有涉及违反国家法律法规的食品或毒品需要特别注意。

3. 对完成的调查表进行分析 调查表完成之后，调查者需要查阅中国食物成分表，或使用教师确认过的营养计算软件，计算每种营养素的平均摄入量，并计算下列指标：

(1) 总能量及能量在三餐中的分配比例。

(2) 各类营养素的摄入量、NAR 与 MAR。

(3) 三大营养素提供能量占总能量的比例。

(4) 优质蛋白质比例与动物性脂肪百分比。

4. 对膳食调查结果进行评价　在计算出上述指标之后将各指标与参考值进行比对,对被调查者进行膳食评价。膳食评价时应注意本次调查结果是否能反映平日饮食习惯,如:3 天调查期均为平日在学校食堂就餐,若周末习惯在外就餐则无法纳入调查范围,从而产生偏差。另外某些营养素仅凭 3 天的膳食调查很难做出判断,如:维生素 A 的膳食评价规定至少连续观察 100 天,才可得出维生素 A 的真平均摄取量,3 天调查的结果无法准确评价维生素 A 的摄入情况并提出建议。

【实践结果】

1. 设计并完成 24 小时回顾法调查问卷。

2. 对调查问卷进行分析评价。

3. 对被调查者给出膳食评价结果,并提出合理膳食建议。

【实践评价】

交叉审验调查问卷设计的合理性、完成情况、指标计算与分析的准确性、饮食意见的合理性与必要性,集体讨论膳食调查过程中遇到的问题与获得的经验。

(王晓宇)

实践 5　体格测量

【实践目的】

1. 掌握成人身高、体重和围度的测量方法。

2. 掌握婴幼儿身高和体重的测量方法。

3. 学会通过计算体格营养指数评价被测个体的营养状况。

【实践准备】

1. 物品　软尺、婴幼儿模拟人、体格测量记录表。

2. 器械　身高计、体重计或磅秤、测量床、身高坐高计等。

3. 环境　体格测量实验室。

【实践学时】

4 学时。

【实践内容】

1. 成人身高的测量,见实践图 5-1。

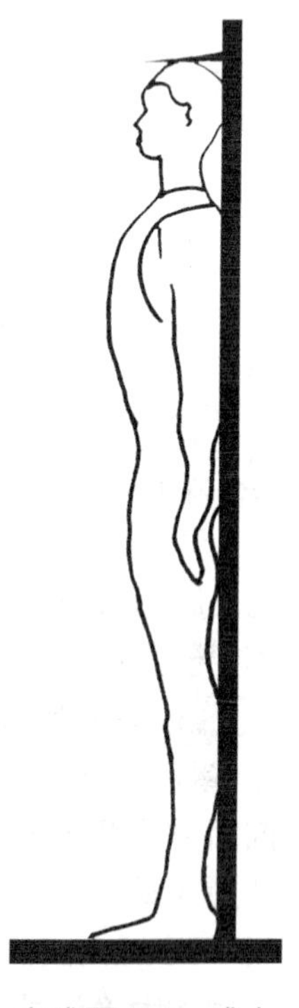

实践图 5-1　成人身高的测量

测量前应仔细检查身高计的立柱与木踏板是否成直角,固定是否牢靠,放置是否平稳,滑测板位置是否正确。测量时被测者应脱去鞋袜、帽子和衣服,仅穿单衣单裤,立于木板台上,取立正姿势。两眼平视前方,下颚微后收,胸部稍挺起,小腹微后收,两臂自然下垂,手指自然弯曲,两足跟靠拢,脚尖向外张开约 60°。脚跟、臀部、两肩胛角间几个点同时接触立柱,使脊柱的投影正好重叠在测高的标尺上。测量者手扶滑板使之轻轻向下滑动,直到板底与颅顶点接触,此时再检查一次被测者的姿势是否正确,然后读滑测板底面立柱上所示的标高,记录时精确至 0.1cm。

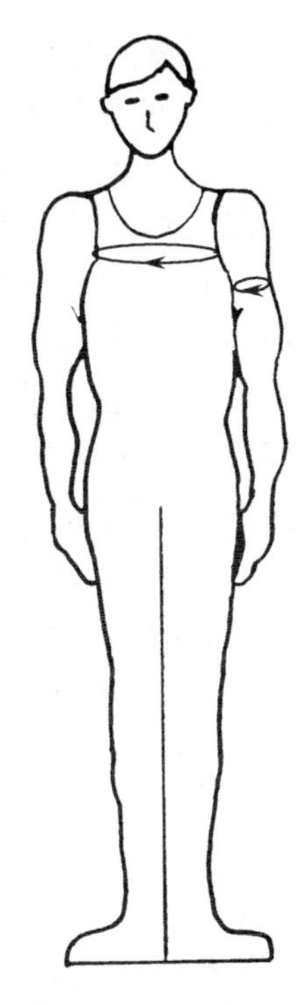
实践图 5-2 成人胸围和上臂围的测量

2. 成人体重的测量。

测量前仔细检验仪器(磅秤或杠杆式体重计)是否合乎标准,是否将其平稳地放在地上,查看底踏板下的挂钩是否联结好,调整零点,确认已准确无误时开始测量。被测者在测量之前 1 小时内禁食,排空大小便。测量时脱去衣服、帽子和鞋袜,只着背心(或短袖衫)和短裤,安静地站于秤盘中央,记录时精确至 0.1kg。

3. 成人胸围和上臂围的测量,见实践图 5-2。

胸围:受测者裸上体安静站立,两臂下垂,均匀平静呼吸。测量者面对被测者,将带尺上缘经背侧两肩胛骨下角下缘绕至胸前两乳头的中心点上缘测量。乳房已开始发育的少女,以胸前锁骨中线第四肋处为测量点,记录时精确至 0.1cm。

上臂围:受测者左臂自然下垂,用软尺先测出上臂中点的位置,然后测上臂中点的周长,记录时精确至 0.1cm。

4. 成人皮褶厚度的测量,见实践图 5-3。

首先对皮褶压力计进行校正。测定时,受试者应着背心。实验者右手握皮脂计使两半弓形测试臂张开,左手拇指和示指将受试者所测部位的皮肤捏紧提起。拇指、示指捏住提起时,拇指、示指间应保持适当距离。这样捏紧提起皮肤既包括皮肤亦包括皮下组织,但要防止将所在部位的肌肉也提起。为检查是否将肌肉也提起可令受试者主动收缩该部位的肌肉,此时肌肉即滑脱。然后将张开的皮脂计距离手指捏起部位 1cm 处钳入,右手指将皮脂计的把柄放开 2 秒即读出指针的数值,记录时精确至 0.1mm,每个部位应重复测三次,常用的测量部位如下:

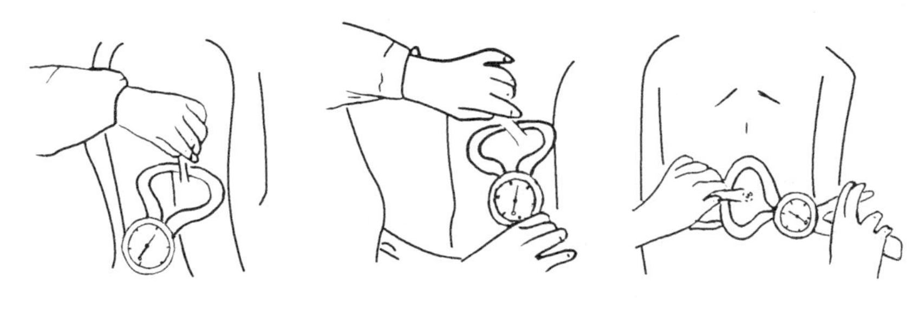
实践图 5-3 三头肌部、肩胛下部和脐部皮褶厚度的测量

(1) 三头肌部:右上臂背侧中点(右肩峰至尺骨鹰嘴连线之中点)上约 2cm 处。即肱三头肌肌腹部位。实验者立于受试者的后方,使受试者上肢自然下垂,实验者以左手拇指与示指、中指将皮肤连同皮下脂肪捏起,在距拇指约 1cm 处测量皮脂厚度,应注意皮脂计与上臂垂直。

(2) 肩胛下部:右肩胛角下方约 2cm 处。肩、腕不要用力,上肢自然下垂。测量方法同上。注意皮脂计与水平成 45°测量。

(3) 脐部:受试者取立位,实验者用左手拇指及示指、中指将受试者距脐右侧 1cm 处的皮肤连同皮下脂肪沿正中线平行方向捏起成皱褶,不要用力加压,在距拇指约 1cm 处的皮肤皱褶根部用皮脂计测量。

用皮脂计所测的皮下脂肪厚度是皮肤和皮下脂肪组织双倍之和。因此还应将所测数据的均值除以 2,此结果才是该处皮褶厚度。

5. 婴幼儿身高的测量,见实践图 5-4。

婴幼儿脱去帽、鞋、袜,穿单衣裤仰卧于测量床中央,将婴幼儿的头扶正,头顶接触头板,婴幼儿面向上,两耳在同一水平,测量者立于婴幼儿右侧,左手握住婴幼儿两膝,使腿伸直,右手移动足板使其接触双脚跟部,注意量床两侧的读数应该一致,然后读刻度,记录时精确到 0.1cm。

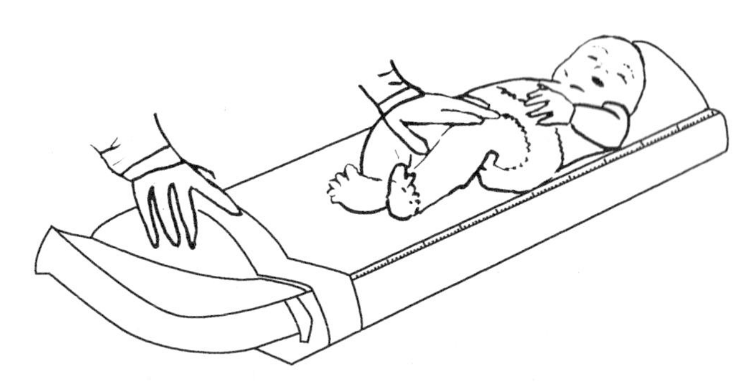

实践图 5-4　婴幼儿身高的测量

6. 婴幼儿体重的测量,见实践图 5-5。

婴幼儿脱去帽、鞋、袜,穿单衣裤,测量者将其轻放在秤盘上,左手悬于婴儿上方,以便保护婴儿安全。读表,记录时精确到 10g。

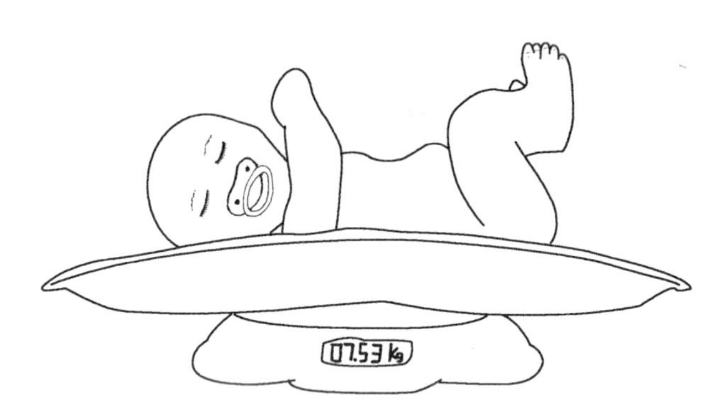

实践图 5-5　婴幼儿体重的测量

【实践结果】

1. 记录被测成人的身高、体重、胸围、上臂围和皮褶厚度。
2. 记录被测婴幼儿的身高、体重。
3. 计算成人标准体重、体质指数和 Vervaeck 指数。
4. 计算婴幼儿 Kaup 指数。

【实践评价】

1. 对被测成人的营养状况进行评价并给出合理建议。
2. 对被测婴幼儿营养状况进行评价并给出合理建议。

(陈　方)

实践 6　社区营养教育

【实践目的】

1. 了解社区营养教育的目的及意义。
2. 掌握社区营养教育的步骤。
3. 学会对社区营养教育的结果进行评价,并提出改进建议。

【实践准备】

1. 物品　铅笔、碳素笔、笔记本、社区居民营养与健康调查表。
2. 器械　计算机(数据录入和分析)。
3. 环境　需要社区居民的积极配合。

【实践学时】

2 学时。

【实践内容】

以某个社区为例,让学生参与项目体验,收集社区人群资料,了解社区居民基本状况,包括:身体状况、饮食习惯、文化程度、经济收入、作息时间、学习能力等方面。为收集社区居民的营养健康资料,制订了社区居民营养与健康调查表(实践表 6-1)。

1. 讨论表中存在的不足之处。

2. 对表中的项目进行增减,以满足社区营养教育的需要。

实践表 6-1　社区居民营养与健康调查表

一、个人基本情况

1. 姓名:________　　　　身份证号:________________________________

2. 性别:　　□男　　　□女

3. 身高:________cm,　体重:________kg

4. 民族:□汉族　　□满族　　□回族　　□其他(　　族)

5. 文化程度:□小学　　□初中　　□高中或中专　　□大专　　□本科　　□研究生

6. 出生日期:年月日(□阳历 □阴历);年龄(周岁):

7. 家庭住址:省市区(乡、镇)街道(村)

8. 您有下列疾病困扰吗?

　A. 肥胖症　B. 高血压　C. 高血脂　D. 心脑血管疾病　E. 脂肪肝

　F. 糖尿病　G. 骨质疏松　H. 痛风　I. 胆石症　J. 贫血　K. 便秘

　L. 经常感冒　其他________

二、饮食习惯

1. 您是否吃早餐?________

　A. 天天吃　B. 有时吃　C. 很少吃　D. 从来不吃

2. 您吃午餐的方式主要是________

　A. 单位食堂　B. 洋快餐　C. 带饭　D. 回家吃　E. 与同事餐馆点菜 AA 制

　F. 只吃蔬菜、水果　G. 不吃　其他________

3. 您吃晚餐的方式是________

　A. 不吃　B. 餐馆吃　C. 单位食堂　D. 回家做饭吃　E. 只吃蔬菜、水果

4. 您有吃夜宵的习惯吗?________

　A. 天天吃　B. 有时吃　C. 很少吃　D. 从来不吃

5. 您是否认为自己有偏食的习惯?□有　□没有

　您偏食何种食物

6. 您的主食一般是以________

　A. 大米白面为主　B. 粗粮为主　C. 薯类为主　D. 三者基本等量

7. 您吃粗粮食品的次数________

　A. 天天吃　B. 每周 3 次以上　C. 每周 2 次以下　D. 基本不吃

8. 您经常吃鸡蛋吗?________　每次吃几个________

　A. 天天吃,1 个　B. 每周 3 次以上,2 个　C. 每周两次以下,3 个　D. 基本不吃

9. 您经常吃动物性食物吗?

　A. 天天吃　B. 每周 3 次以上　C. 每周 2 次以下　D. 基本不吃

10. 您有素食倾向吗?□有　□没有

11. 您平均每天绿叶蔬菜能吃多少?________

　A. 200g 以下　B. 200g~500g　C. 500g 以上　D. 基本不吃

调查日期:　年　月　日　　　　　　调查员:____________________

【实践结果】

对某社区进行调查，得到相应资料，结合调查资料制订社区营养教育计划。

1. 进行分组讨论，根据资料确定哪个人群为社区营养教育的对象。针对受教育对象，确定本次社区营养教育的目的、目标及教育内容。

2. 结合讨论结果，制订社区营养教育计划。

3. 结合本次社区营养教育的内容，编写营养教育讲座稿，以小组为单位模拟进行社区营养教育讲座。

4. 结合本次社区营养教育的目标，设计一份社区居民营养健康教育近期效果评价调查表。

【实践评价】

1. 确定教育对象，明确教育目标，选择适当的教育内容。

2. 制订社区营养教育计划，包括教育对象、教育目的、宣传内容、实施计划安排等内容。

3. 编写营养教育讲座稿，内容体现营养教育目的及目标。

4. 社区居民营养健康教育近期效果评价调查表，体现受教育对象知识、态度、信息、服务的变化。

（丁立央）

实践 7　营养改善项目的案例讨论

【实践目的】

1. 了解营养改善项目的实施过程。

2. 了解营养改善项目的推广方式。

【实践准备】

1. 物品　营养改善项目案例、学生查找到的案例 PPT、教师 PPT 补充。

2. 环境　教室，布置成讨论会模式。

【实践学时】

2 学时。

【实践内容】

全国营养学会表明，按 WHO 的标准，我国学龄前儿童生长发育明显滞后。在城市中 1~6 岁儿童平均身高低于标准 1.0cm，体重低于标准 0.8kg，中小城市和农村差距更大。2000 年农业部、国家发展计划委员会、教育部等 7 部委联合发出了《关于实施国家“学生饮用奶计划”的通知》，要求各省市在坚持自愿原则下，向中小学生提供学生奶。

C 省的学生应用奶计划试点工作于 2002 年 5 月 1 日在其省会城市 A 市的 13 所中小学开始进行，试点学生人数约 3 万人，平均每人日饮牛奶 200ml。试点工作将在同年 8 月底结束，然后视情况在全市普及推广。实施“学生奶计划”的学校，只能组织学生饮用定点企业生产的牛奶，不得组织学生饮用其他饮料。

试点工作期间，学生饮用奶计划坚持“政府组织、社会参与、学校落实、学生自愿”的原则。对贫困生的饮奶问题，由定点企业与学校协商给予解决贫困学生饮奶费用，由学校如实向企业提供贫困生名单，贫困生可免去饮奶全部费用；对于部分减免学杂费的学生或父母双方下岗家庭确实困难的学生，饮奶费用减半收取。

在试点工作中发现，学生和家长对牛奶的认知、膳食营养、科学用奶等方面知识缺乏。结合学生饮用奶计划，A市发起了食育教育课堂活动，用寓教于乐的方式让孩子们爱上牛奶，主动喝奶；同时还在全市中小学开展营养课堂，邀请家长每月到学校听课并参与到食育教育课堂中，并和学生一起制作营养餐。同时，学生饮用奶定点企业还邀请家长、学生和各界人士，亲临生产一线，接触新鲜牛奶生产过程，并邀请知名专家陪同讲解。这些活动让很多家长和学生意识到了合理膳食和营养补充的重要性，学生饮用奶计划试点工作取得了很大的成功。

8个月之后，A市对全市中小学生进行全面体检。体检结果提示，食用学生奶的学生身体素质得到了明显改善。某省立即召开"全面推广学生奶饮用计划"工作会。会议决定将在该省全面推广学生奶饮用工作，要求该省全部中小学、幼儿园在早上课间给学生喝"一杯奶"。在工作推动中不仅沿袭了之前的营养教育活动，还制订颁布了包括：校内培训宣传、规范操作流程管理和食品安全突发事件处理等在内的系统性认定评估办法。这些办法得到了包括各地从事学校卫生、学生营养与健康的相关单位、学生饮用奶计划管理机构以及学生饮用奶生产企业的积极响应。学生奶的食用率也不断提高。

2015年5月16日——第26个"中学生营养日"，C省有1所学校获得"国家饮用奶计划推广示范校称号"。因为严谨有序的安全管理规范，确保了学生奶饮用计划实施多年来在校园食品安全领域的卓越声誉，确保了学生的身体素质的提高，确保了孩子们能够健康快乐地成长。

【实践结果】

1. C省A市通过哪些方式推广学生奶？
2. 公共营养师如何参与到各种营养改善项目中？

【实践评价】

制作一份PPT，用于为某学校老师、家长和学生普及学生应用奶计划。

（董陶静）

附　　录

附录一　中国居民膳食营养素参考摄入量(DRIs)

附表 1-1　能量和蛋白质的 RNIs 及脂肪供能比

年龄(岁)	能量[#]				蛋白质		脂肪
	RNI/MJ		RNI/kcal		RNI/g		AI 占能量百分比
	男	女	男	女	男	女	
0~	0.40MJ/kg		95kcal/kg*		1.5~3g/kg		45~50
0.5~							35~40
1~	4.60	4.40	1100	1050	35	35	
2~	5.02	4.81	1200	1150	40	40	30~35
3~	5.64	5.43	1350	1300	45	45	
4~	6.06	5.83	1450	1400	50	50	
5~	6.70	6.27	1600	1500	55	55	
6~	7.10	6.67	1700	1600	55	55	
7~	7.53	7.10	1800	1700	60	60	25~30
8~	7.94	7.53	1900	1800	65	65	
9~	8.36	7.94	2000	1900	65	65	
10~	8.80	8.36	2100	2000	70	65	
11~	10.04	9.20	2400	2200	75	75	
14~	12.00	9.62	2900	2400	85	80	25~30
18~							20~30
体力活动水平							
轻	10.03	8.80	2400	2100	75	65	
中	11.29	9.62	2700	2300	80	70	

续表

年龄(岁)	能量#				蛋白质		脂肪
	RNI/MJ		RNI/kcal		RNI/g		AI 占能量百分比
	男	女	男	女	男	女	
重	13.38	11.30	3200	2700	90	80	
孕妇		+0.84		+200		+5/15/20	
乳母		+2.09		+500		+20	
50~							20~30
体力活动水平							
轻	9.62	8.00	2300	1900			
中	10.87	8.36	2600	2000			
重	13.00	9.20	3100	2200			
60~					75	65	20~30
体力活动水平							
轻	7.94	7.53	1900	1800			
中	9.20	8.36	2200	2000			
70~					75	65	20~30
体力活动水平							
轻	7.94	7.10	1900	1700			
中	8.80	8.00	2100	1900			
80~	7.74	7.10	1900	1700	75	65	20~30

注:# 各年龄组的能量的 RNI 与其 EAR 相同;* 为 AI,非母乳喂养应增加 20%;凡表中数字缺如之处表示未制定该参考值

附表 1-2　常量和微量元素的 RNIs 或 AIs

年龄（岁）	钙 AI（mg）	磷 AI（mg）	钾 AI（mg）	钠 AI（mg）	镁 AI（mg）	铁 AI（mg）		碘 RNI（μg）	锌 RNI（mg）		硒 RNI（μg）	铜 AI（mg）	氟 AI（mg）	铬 AI（μg）	锰 AI（mg）	钼 AI（μg）
0~	300	150	500	200	30	0.3		50	1.5		15(AI)	0.4	0.1	10		
0.5~	400	300	700	500	70	10		50	8.0		20(AI)	0.6	0.4	15		
1~	600	450	1000	650	100	12		50	9.0		20	0.8	0.6	20		15
4~	800	500	1500	900	150	12		90	12.0		25	1.0	0.8	30		20
7~	800	700	1500	1000	250	12		90	13.5		35	1.2	1.0	30		30
						男	女		男	女						
11~	1000	1000	1500	1200	350	16	18	120	18.0	15.0	45	1.8	1.2	40		50
14~	1000	1000	2000	1800	350	20	25	150	19.0	15.5	50	2.0	1.4	40		50
18~	800	700	2000	2200	350	15	20	150	15.0	11.5	50	2.0	1.5	50	3.5	60
孕妇																
早期	800	700	2500	2200	400	15		200	11.5		50					
中期	1000	700	2500	2200	400	25		200	16.5		50					
晚期	1200	700	2500	2200	400	35		200	16.5		50					
乳母	1200	700	2500	2200	400	25		200	21.5		65					
50~	1000	700	2000	2200	350	15		150	11.5		50	2.0	1.5	50	3.5	60

注：凡表中数字缺如之处表示未制定该参考值

附表 1-3　脂溶性和水溶性维生素的 RNIs 或 AIs

年龄（岁）	维生素 A RNI (μg RE[#])	维生素 D RNI (μg)	维生素 E AI (mg α-TE)	维生素 B_1 RNI (mg)	维生素 B_2 RNI (mg)	维生素 B_6 AI (mg)	维生素 B_{12} AI (μg)	维生素 C RNI (mg)	泛酸 AI (mg)	叶酸 RNI (μg DFE[▲])	烟酸 RNI (mgNE*)	胆碱 AI (mg)	生物素 RNI (μg)
0~	400（AI）	10	3	0.2（AI）	0.4（AI）	0.1	0.4	40	1.7	65（AI）	2（AI）	100	5
0.5~	400（AI）	10	3	0.3（AI）	0.5（AI）	0.3	0.5	50	1.8	80（AI）	3（AI）	150	6
1~	500	10	4	0.6	0.6	0.5	0.9	60	2.0	150	6	200	8
4~	600	10	5	0.7	0.7	0.6	1.2	70	3.0	200	7	250	12
7~	700	10	7	0.9	1.0	0.7	1.2	80	4.0	200	9	300	16
11~	700	5	10	1.2	1.2	0.9	1.8	90	5.0	300	12	350	20
	男　女			男　女	男　女						男　女		
14~	800　700	5	14	1.5　1.2	1.5　1.2	1.1	2.4	100	5.0	400	15　12	450	25
18~	800　700	5	14	1.4　1.3	1.4　1.2	1.2	2.4	100	5.0	400	14　13	500	30
孕妇													
早期	800	5	14	1.5	1.7	1.9	2.6	100	6.0	600	15	500	30
中期	900	10	14	1.5	1.7	1.9	2.6	130	6.0	600	15	500	30
晚期	900	10	14	1.5	1.7	1.9	2.6	130	6.0	600	15	500	30
乳母	1200	10	14	1.8	1.7	1.9	2.8	130	7.0	500	18	500	35
50~	800	700	10	14	1.3	1.4	1.5	2.4	100	5.0	400	13	500

注：[#]RE 为维生素 A 当量；*α-TE 为 α- 生育酚当量；NE* 为烟酸当量；[▲]DFE 为膳食叶酸当量；凡表中数字缺如之处表示未制定该参考值

附表 1-4　某些微量营养素的 ULs

年龄（岁）	钙 mg	磷 mg	镁 mg	铁 mg	碘 μg	锌 mg		硒 μg	铜 mg	氟 mg	铬 μg	锰 mg	钼 μg	维生素 A μgRE#	维生素 D μg	维生素 B_1 mg	维生素 C mg	叶酸 μgDFE▲	烟酸 mgNE*	胆碱 mg
						男	女													
0~				10				55		0.4							400			600
0.5~				30		13		80		0.8							500			800
1~	2000	3000	200	30		23		120	1.5	1.2	200		80			50	600	300	10	1000
4~	2000	3000	300	30		23		180	2.0	1.6	300		110	2000	20	50	700	400	15	1500
7~	2000	3000	500	30	800	28		240	3.5	2.0	300		160	2000	20	50	800	400	20	2000
11~	2000	3500	700	50	800	37	34	300	5.0	2.4	400		280	2000	20	50	900	600	30	2500
14~	2000	3500	700	50	800	42	35	360	7.0	2.8	400		280	2000	20	50	1000	800	30	3000
18~	2000	3500	700	50	1000	45	37	400	8.0	3.0	500	10	350	3000	20	50	1000	1000	35	3500
孕妇	2000	3000	700	60	1000		35	400						2400	20		1000	1000		3500
乳母	2000	3500	700	50	1000		35	400							20		1000	1000		3500
50~	2000	3500*	700	50	1000	37	37	400	8.0	3.0	500	10	350	3000	20	50	1000	1000	35	3500

注：NE* 为烟酸当量；▲DFE 为膳食叶酸当量；#RE 为维生素 A 当量；*60 岁以上磷的 UL 为 3000mg。凡表中数字缺如之处表示未制定该参考值

附表 1-5 蛋白质及某些微量营养素的 EARs

年龄(岁)	蛋白质 g/kg	锌 mg		硒 μg	维生素 A μgRE#	维生素 D μg	维生素 B_1 mg		维生素 B_2 mg		维生素 C mg	叶酸 μgDFE▲
0~	2.25~1.25	1.5			375	8.8*						
0.5~	1.25~1.15	6.7			400	13.8*						
1~		7.4		17	300		0.4		0.5		13	320
4~		8.7		20			0.5		0.6		22	320
7~		9.7		26	700		0.5		0.8		39	320
		男	女				男	女	男	女		
11~		13.1	10.8	36	700		0.7		1.0			320
14~		13.9	11.2	40			1.0	0.9	1.3	1.0	63	320
18~	0.92	13.2	8.3	41			1.4	1.3	1.2	1.0	75	320
孕妇							1.3		1.45		66	520
早期		8.3		50								
中期		+5		50								
晚期		+5		50								
乳母	+0.18	+10		65			1.3		1.4		96	450
50~	0.92										75	320

注：▲DFE 为膳食叶酸当量；#RE 为维生素 A 当量；*0~2.9 岁南方地区为 8.88g，北方地区为 13.8g。凡表中数字缺如之处表示未制定该参考值

附录二 中国食物与营养发展纲要(2014—2020年)

近年来,我国农产品综合生产能力稳步提高,食物供需基本平衡,食品安全状况总体稳定向好,居民营养健康状况明显改善,食物与营养发展成效显著。但是,我国食物生产还不能适应营养需求,居民营养不足与过剩并存,营养与健康知识缺乏,必须引起高度重视。为保障食物有效供给,优化食物结构,强化居民营养改善,特制定本纲要。

一、总体要求

(一) 指导思想

以邓小平理论、“三个代表”重要思想、科学发展观为指导,顺应各族人民过上更好生活的新期待,把保障食物有效供给、促进营养均衡发展、统筹协调生产与消费作为主要任务,把重点产品、重点区域、重点人群作为突破口,着力推动食物与营养发展方式转变,着力营造厉行节约、反对浪费的良好社会风尚,着力提升人民健康水平,为全面建成小康社会提供重要支撑。

(二) 基本原则

坚持食物数量与质量并重。实施以我为主、立足国内、确保产能、适度进口、科技支撑的国家粮食安全战略。在重视食物数量的同时,更加注重品质和质量安全,加强优质专用新品种的研发与推广,提高优质食物比重,实现食物生产数量与结构、质量与效益相统一。

坚持生产与消费协调发展。充分发挥市场机制的作用,以现代营养理念引导食物合理消费,逐步形成以营养需求为导向的现代食物产业体系,促进生产、消费、营养、健康协调发展。

坚持传承与创新有机统一。传承以植物性食物为主、动物性食物为辅的优良膳食传统,保护具有地域特色的膳食方式,创新繁荣中华饮食文化,合理汲取国外膳食结构的优点,全面提升膳食营养科技支撑水平。

坚持引导与干预有效结合。普及公众营养知识,引导科学合理膳食,预防和控制营养性疾病;针对不同区域、不同人群的食物与营养需求,采取差别化的干预措施,改善食物与营养结构。

(三) 发展目标

食物生产量目标。确保谷物基本自给、口粮绝对安全,全面提升食物质量,优化品种结构,稳步增强食物供给能力。到2020年,全国粮食产量稳定在5.5亿吨以上,油料、肉类、蛋类、奶类、水产品等生产稳定发展。

食品工业发展目标。加快建设产业特色明显、集群优势突出、结构布局合理的现代食品加工产业体系,形成一批品牌信誉好、产品质量高、核心竞争力强的大中型食品加工及配送企业。到2020年,传统食品加工程度大幅提高,食品加工技术水平明显提升,全国食品工业增加值年均增长速度保持在10%以上。

食物消费量目标。推广膳食结构多样化的健康消费模式,控制食用油和盐的消费量。到2020年,全国人均全年口粮消费135kg、食用植物油12kg、豆类13kg、肉类29kg、蛋类16kg、奶类36kg、水产品18kg、蔬菜140kg、水果60kg。

营养素摄入量目标。保障充足的能量和蛋白质摄入量,控制脂肪摄入量,保持适量的维生素和矿物质摄入量。到 2020 年，全国人均每日摄入能量 2200~2300kcal，其中，谷类食物供能比不低于 50%，脂肪供能比不高于 30%；人均每日蛋白质摄入量 78g，其中，优质蛋白质比例占 45% 以上；维生素和矿物质等微量营养素摄入量基本达到居民健康需求。

营养性疾病控制目标。基本消除营养不良现象，控制营养性疾病增长。到 2020 年，全国 5 岁以下儿童生长迟缓率控制在 7% 以下；全人群贫血率控制在 10% 以下，其中，孕产妇贫血率控制在 17% 以下，老年人贫血率控制在 15% 以下，5 岁以下儿童贫血率控制在 12% 以下；居民超重、肥胖和血脂异常率的增长速度明显下降。

二、主要任务

（一）构建供给稳定、运转高效、监控有力的食物数量保障体系。稳定耕地面积，加快高标准农田建设，积极调整农业结构，提高粮食等重要农产品综合生产能力。大力发展畜牧业，提高牛肉、羊肉、禽肉供给比重。大力发展海洋经济，保障水产品供应。广辟食物资源，因地制宜发展杂粮、木本粮油等生产。大力发展农产品储藏、保鲜等产地初加工。积极推进物联网等信息技术应用，加强市场网络和配送服务体系建设，加快形成安全卫生、布局合理的现代食物市场流通体系。加强农产品数量安全智能分析与监测预警，健全中央、地方和企业三级食用农产品收储体系，增强宏观调控能力。更加积极地利用国际农产品市场和农业资源，有效调剂和补充国内食物供给。

（二）构建标准健全、体系完备、监管到位的食物质量保障体系。建立最严格的覆盖全过程的食物安全监管制度，健全各类食物标准，落实地方政府属地管理和生产经营主体责任，规范食物生产、加工和销售行为。加快推进原料标准化基地建设，集中创建一批园艺作物标准园、畜禽养殖标准化示范场、水产标准化健康养殖示范场和农业标准化示范县。完善投入品管理制度，加强农产品质量安全监管，推进农产品质量安全监管示范县创建活动。推进食物生产、加工和流通企业诚信制度建设，加大对失信企业惩处力度，增强企业诚信经营意识。加强食物安全信息共享与公共管理体系建设，健全快速反应机制，加强应急处置，强化舆论监督和引导。

（三）构建定期监测、分类指导、引导消费的居民营养改善体系。建立健全居民食物与营养监测管理制度，加强监测和信息分析。对重点区域、重点人群实施营养干预，重视解决微量营养素缺乏、部分人群油脂摄入过多等问题。开展多种形式的营养教育，引导居民形成科学的膳食习惯，推进健康饮食文化建设。

三、发展重点

（一）重点产品

1. 优质食用农产品。全面推行食用农产品标准化生产，提升“米袋子”和“菜篮子”产品质量。大力发展无公害农产品和绿色食品生产、经营，因地制宜发展有机食品，做好农产品地理标志工作。积极培育具有地域特色的农产品品牌，严格保护产地环境。

2. 方便营养加工食品。加快发展符合营养科学要求和食品安全标准的方便食品、营养早餐、快餐食品、调理食品等新型加工食品，不断增加膳食制品供应种类。强化对主食类加工产品的营养科学指导，加强营养早餐及快餐食品集中生产、配送、销售体系建设，推进主食工业化、规模化发展。发展营养强化食品和保健食品，促进居民营养改善。加快传统食品生产的工业化改造，推进农产品综合开发与利用。

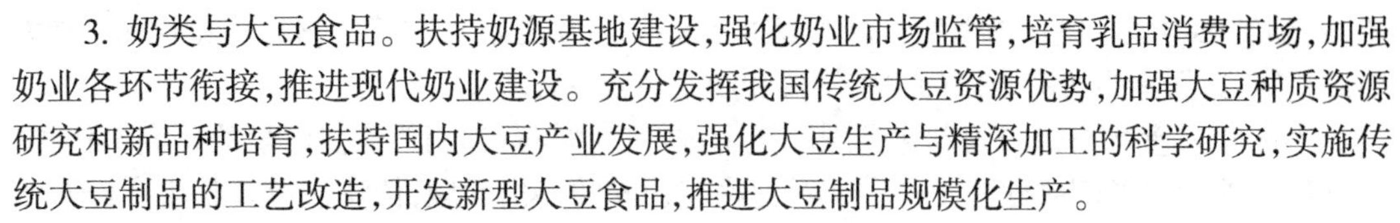

3. 奶类与大豆食品。扶持奶源基地建设，强化奶业市场监管，培育乳品消费市场，加强奶业各环节衔接，推进现代奶业建设。充分发挥我国传统大豆资源优势，加强大豆种质资源研究和新品种培育，扶持国内大豆产业发展，强化大豆生产与精深加工的科学研究，实施传统大豆制品的工艺改造，开发新型大豆食品，推进大豆制品规模化生产。

（二）重点区域

1. 贫困地区。采取扶持与开发相结合的方式，提高贫困地区居民的食物消费水平。创新营养改善方式，合理开发利用当地食物资源。动员社会各界参与扶贫开发，采取营养干预措施，实现贫困人口食物与营养的基本保障和逐步改善。

2. 农村地区。加快农村经济社会发展，增加农民收入。加强农村商贸与流通基础设施建设，将城镇现代流通业向广大农村地区延伸，推进“万村千乡”市场工程，开拓农村食物市场，方便农村居民购买食物。

3. 流动人群集中及新型城镇化地区。改善外来务工人员的饮食条件，加强对在外就餐人员及新型城镇化地区居民膳食指导，倡导文明生活方式和合理膳食模式，控制高能量、高脂肪、高盐饮食，降低营养性疾病发病率。

（三）重点人群

1. 孕产妇与婴幼儿。做好孕产妇营养均衡调配，重点改善低收入人群孕妇膳食中钙、铁、锌和维生素A摄入不足的状况，预防中高收入人群孕妇因膳食不合理而导致的肥胖、巨大儿等营养性疾病。大力倡导母乳喂养，重视农村地区6个月龄至24个月龄婴幼儿的辅食喂养与营养补充，加强母乳代用品和婴幼儿食品质量监管。

2. 儿童青少年。着力降低农村儿童青少年生长迟缓、缺铁性贫血的发生率，做好农村留守儿童营养保障工作。遏制城镇儿童青少年超重、肥胖增长态势。将食物与营养知识纳入中小学课程，加强对教师、家长的营养教育和对学生食堂及学生营养配餐单位的指导，引导学生养成科学的饮食习惯。强化营养干预，加大蛋奶供应，保障食物与营养需求。

3. 老年人。研究开发适合老年人身体健康需要的食物产品，重点发展营养强化食品和低盐、低脂食物。开展老年人营养监测与膳食引导，科学指导老年人补充营养、合理饮食，提高老年人生活质量和健康水平。

四、政策措施

（一）全面普及膳食营养和健康知识。加强对居民食物与营养的指导，提高全民营养意识，提倡健康生活方式，树立科学饮食理念。研究设立公众“营养日”。开展食物与营养知识进村（社区）入户活动，加强营养和健康教育。发布适宜不同人群特点的膳食指南，定期在商场、超市、车站、机场等人流集中地发放。发挥主要媒体对食物与营养知识进行公益宣传的主渠道作用，增强营养知识传播的科学性。加大对食物与营养事业发展的投入，加强流通、餐饮服务等基础设施建设。

（二）加强食物生产与供给。全面落实“米袋子”省长负责制和“菜篮子”市长负责制，强化地方人民政府的食物安全责任。加大对食用农产品生产的支持力度，保护农民发展生产的积极性。加大对食物加工、流通领域的扶持力度，鼓励主产区发展食物加工业，支持大中城市食品加工配送中心建设，发展共同配送、统一配送。加强农业生态环境保护，有效治理面源污染。支持到境外特别是与周边国家开展互利共赢的农业生产和进出口合作。

（三）加大营养监测与干预。开展全国居民营养与基本健康监测工作，进行食物消费调查，定期发布中国居民食物消费与营养健康状况报告，引导居民改善食物与营养状况。加大财政投入，改善老少边穷地区的中小学校和幼儿园就餐环境。

（四）推进食物与营养法制化管理。抓紧进行食物与营养相关法律法规的研究工作，适时开展营养改善条例的立法工作。针对食物与营养的突出问题，依法规范食物生产经营活动，开展专项治理整顿，营造安全、诚信、公平的市场环境。创新食物与营养执法监督，提高行政监管效能。弘扬勤俭节约的传统美德，形成厉行节约、反对浪费的良好社会风尚。

（五）加快食物与营养科技创新。针对食物、营养和健康领域的重大需求，引导企业加大食物与营养科技投入，加强对食物与营养重点领域和关键环节的研究。加强对新食物资源开发和食物安全风险分析技术的研究，在科技创新中提高食物安全水平。加强食物安全监测预警技术研究，促进食物安全信息监测预警系统建设。深入研究食物、营养和健康的关系，及时修订居民膳食营养素参考摄入量标准。

（六）加强组织领导和咨询指导。由农业部、卫生计生委牵头，发展改革委、教育部、科技部、工业和信息化部、财政部、商务部、食品药品监管总局、林业局等部门参加，建立部际协调机制，做好本纲要实施工作。继续发挥国家食物与营养咨询委员会的议事咨询作用，及时向政府提供决策咨询意见。省级人民政府要根据本纲要确立的目标、任务和重点，结合本地区实际，制定当地食物与营养发展实施计划。

参 考 文 献

1. 葛可佑．中国营养科学全书．北京：人民卫生出版社，2006
2. 葛可佑．中国营养师．北京：人民卫生出版社，2013
3. 何志谦．人类营养学．北京：人民卫生出版社，2008
4. 顾景范，杜寿玢．现代临床营养学．北京：科学出版社，2009
5. 吴坤．营养与食品卫生学．第6版．北京：人民卫生出版社，2009
6. 杨月欣．营养配餐和膳食评价实用指导．北京：人民卫生出版社，2008
7. 杨月欣．公共营养师国家职业资格三级．北京：中国劳动社会保障出版社，2007
8. 蔡美琴．公共营养学．北京：中国中医药出版社，2005
9. 蔡东联．实用营养学．北京：人民卫生出版社，2009
10. 林杰．营养与膳食．北京：人民卫生出版社，2011
11. 杨柳青，贾丽娜．营养与膳食．北京：高等教育出版社，2012
12. 曾庆书．公共营养师．科学出版社，2015
13. 李润国，宁莉．公共营养师．化学工业出版社，2014
14. 孙长颢．2015全国卫生专业技术资格考试习题集丛书：营养学习题精选．北京：人民卫生出版社，2014
15. 邹宇华．不良生活行为与健康．北京：人民卫生出版社，2010
16. 左振素，郇宜俊．饮食智慧．北京：人民卫生出版社，2011
17. 徐文杰，赵云．饮食智慧．北京：中国中医药出版社，2009
18. 李菊花．公共营养学．杭州：浙江大学出版社，2005
19. Lisa Hark，phD，RD.The Nurse Practitioner's Guide To Nutrition.Wiley-Black Well，2012
20. Judith E. brown Nutrition now.West publishing company，2010
21. Gibson RS. Nutritional assessment：a laboratory manual. New York：Oxford University Press，1993
22. Lee CW. Nutritional assessment，4th ed.，Seoul：kyomunsa，2008

目标测试参考答案

第一章

1. D　2. E　3. E　4. C　5. E　6. B　7. C　8. A　9. D

第二章

1. D　2. C　3. E　4. C　5. C　6. D　7. A　8. E　9. B　10. C
11. A

第三章

1. C　2. D　3. C　4. C　5. C　6. C　7. B　8. C　9. B　10. A
11. C　12. A　13. B　14. D　15. C　16. E　17. A　18. B

第四章

1. D　2. A　3. B　4. C　5. A　6. C　7. E　8. A　9. D　10. C
11. A

第五章

1. C　2. A　3. E　4. E

《公共营养》教学大纲

一、课程性质和任务

《公共营养》是中等卫生职业教育营养与保健专业一门重要的核心课程。本课程主要内容包括:公共营养概述、平衡膳食、营养调查与评价、社区营养、营养政策与营养改善。本课程的主要任务是使学生了解公共营养的工作内容、工作程序及基本规范,运用平衡膳食的基本知识、基本理论和基本技能在营养与保健服务中开展营养调查、营养评估、营养教育及营养咨询,增进人群健康意识,引导健康的饮食行为,改善健康状况。

二、课程目标

通过本课程的学习,学生能够达到下列要求:

(一) 职业素养目标

1. 具有良好的职业道德和严谨的科学态度。
2. 具有预防为主的思想观点,能够将营养与保健贯穿于疾病的三级预防中。
3. 具有良好的沟通能力、人文素养和团队合作精神。
4. 具有终身学习的能力。

(二) 专业知识和技能目标

1. 具备我国营养政策与法规、膳食结构、健康饮食行为的基本知识。
2. 具备应用膳食营养素参考摄入量(DRIs)及食物成分表的基本知识。
3. 具备平衡膳食、营养调查与评价的基本知识与基本理论。
4. 具有正确汇总饮食种类并初步进行相关统计的能力。
5. 具有撰写食谱评价报告的能力。
6. 具有针对健康人群、慢性病和亚健康人群进行初步的营养评估、营养咨询、营养宣教及营养指导的能力。

三、学时安排

教学内容	学时		
	理论	实践	合计
一、公共营养概述	6	4	10
二、平衡膳食	4	8	12
三、营养调查与评价	6	8	14
四、社区营养	4	4	8
五、营养政策法规与营养改善	2	2	4
合计	22	26	48

四、主要教学内容和要求

单元	教学内容	教学要求		教学活动参考	参考学时	
		知识目标	技能目标		理论	实践
一、公共营养概述	（一）公共营养及其职业要求			理论讲授 小组讨论 案例教学 实践体验	6	4
	1. 公共营养的概念及特点	了解				
	2. 公共营养的工作目的与内容	了解				
	3. 公共营养师（四级）的职业要求	熟悉				
	（二）健康的饮食行为					
	1. 日常饮食行为	掌握				
	2. 不同人群饮食行为的特点	熟悉				
	3. 饮食行为的影响因素	了解				
	4. 健康饮食行为的培养	熟悉				
	（三）膳食营养素参考摄入量（DRIs）					
	1. 膳食营养素参考摄入量的基本概念	熟悉				
	2. 膳食营养素参考摄入量的应用	了解				
	实践1：公共营养岗位的认知体验		能对公共营养工作岗位有初步认识与体验			
二、平衡膳食	（一）平衡膳食的基本要求			理论讲授 小组讨论 案例教学 模拟实践	4	8
	1. 平衡膳食的概念	掌握				
	2. 平衡膳食的基本要求	掌握				
	3. 平衡膳食的组成	掌握				
	（二）膳食结构与膳食指南					
	1. 膳食结构	了解				
	2. 中国居民膳食指南	熟悉				
	3. 平衡膳食宝塔	掌握				
	（三）膳食调配和食谱编制					
	1. 膳食调配	掌握				
	2. 食谱编制	掌握				
	实践2：确定成人的营养需要		会编制食谱			
	实践3：成人食物选择和用量的计算					

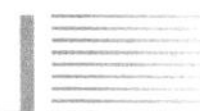

续表

单元	教学内容	教学要求		教学活动参考	参考学时	
		知识目标	技能目标		理论	实践
三、营养调查与评价	(一) 膳食调查			项目教学 营养实验室参观 小组讨论 实践操作 营养缺乏病多媒体演示	6	8
	1. 基本概念	熟悉				
	2. 膳食调查方法	掌握				
	3. 膳食调查结果的评价	掌握				
	(二) 体格测量指标与评价					
	1. 成人体格测量指标与评价	掌握				
	2. 婴幼儿体格测量指标与评价	掌握				
	(三) 营养缺乏病的临床体征检查					
	1. 常见营养缺乏病的临床体征	熟悉				
	2. 营养缺乏病的预防	掌握				
	(四) 营养状况实验室检查					
	1. 评价营养状况的实验室测定方法	熟悉				
	2. 实验室检查的质量控制	了解				
	(五) 营养监测					
	1. 概述	了解				
	2. 营养监测内容与程序	了解				
	实践 4:膳食调查		会膳食调查			
	实践 5:体格测量		会体格测量			
四、社区营养	(一) 概述			理论讲授 案例讨论 现场教学 模拟实践	4	4
	1. 社区营养的定义	了解				
	2. 社区营养要解决的问题	熟悉				
	3. 社区营养的工作内容	熟悉				
	(二) 社区营养的工作程序和方法					
	1. 社区营养的工作程序	熟悉				
	2. 社区营养的工作方法	掌握				
	(三) 社区动员与社区营养干预					
	1. 社区动员	熟悉				
	2. 社区营养干预	熟悉				
	(四) 营养教育					
	1. 营养教育的概念及目的	掌握				
	2. 营养教育的交流模式	熟悉				
	3. 营养教育的程序和方法	掌握				
	实践 6:社区营养教育		会开展社区营养教育			

续表

单元	教学内容	教学要求		教学活动参考	参考学时	
		知识目标	技能目标		理论	实践
五、营养政策法规与营养改善	(一) 营养政策与法规			自学讨论 案例教学 角色扮演	2	2
	1. 营养政策与法规的种类	了解				
	2. 营养政策与法规的作用和意义	了解				
	3. 我国营养政策与法规的发展	了解				
	(二) 营养规划					
	1. 中国食物与营养发展纲要(2014—2020年)	熟悉				
	2. 国家营养改善行动计划	了解				
	(三) 营养改善项目					
	1. 食盐加碘	熟悉				
	2. 营养强化面粉	熟悉				
	3. 铁强化酱油	熟悉				
	4. 营养强化维生素 A 食用油	熟悉				
	5. 公共营养改善 OLIGO 项目	熟悉				
	6. 营养强化大米	熟悉				
	实践 7:营养改善项目的案例讨论		能描述营养改善项目的实施过程;会参与推广项目			

五、说明

(一) 教学安排

本大纲主要供中等卫生职业教育营养与保健专业教学使用,第四学期开设。总学时为48学时,其中理论教学22学时,实践教学26学时。学分为3学分。

(二) 教学要求

1. 本课程对理论部分教学要求分为掌握、熟悉、了解三个层次。掌握:指对基本知识、基本理论要有较深刻认识,并能综合、灵活地运用所学的知识解决实际问题。熟悉:指能够领会概念、原理的基本含义及解释营养基本问题。了解:指对基本知识、基本理论能够有一定的认识,并记忆所学的知识要点。

2. 本课程重点突出以岗位胜任力为导向的教学理念,技能目标的教学要求分为能和会两个层次。能:指能独立、规范地解决营养实践技能问题,完成实践操作。会:即在教师指导下能初步实施技能操作或心智技能设计。

(三) 教学建议

1. 本课程坚持以职业活动为导向,以能力为核心的设计原则。教师在教学中要紧密依据营养与保健专业人才培养目标、岗位的典型工作任务、职业能力要求及公共营养师资格考试要求，采取理论实践一体化教学方式，突出“做中学、学中做”的职教特色。教师要充分利用校内外实习实训资源，采用实践体验、案例讨论、项目教学、模拟实践等教学方法，充分调动学生的主动参与性，培养学生良好的职业素养、专业技能和自学能力。

2. 学生的知识水平可通过理论考试、单元测试、课堂提问等综合评价。实践能力水平可通过作业、技能考核、实习报告等综合评价。职业素养可通过课内外教学活动的表现、体验感受等综合评价。

28检